한 권으로 파악하는
어지럼증의 모든 것

한 권으로 파악하는 어지럼증의 모든 것

1판 1쇄 발행 2021. 6. 30.
1판 2쇄 발행 2021. 7. 26.
2판 1쇄 인쇄 2026. 3. 31.
2판 1쇄 발행 2026. 4. 6.

지은이 안중호·임기정·오정훈·박민현·이은재

발행인 박강휘
편집 임여진 | 디자인 지은혜·조은아 | 마케팅 이서연 | 홍보 이한솔
발행처 김영사
등록 1979년 5월 17일(제406-2003-036호)
주소 경기도 파주시 문발로 197(문발동) 우편번호 10881
전화 마케팅부 031)955-3100, 편집부 031)955-3200 | 팩스 031)955-3111

값은 뒤표지에 있습니다.
 ISBN 979-11-7332-570-0 03510

홈페이지 www.gimmyoung.com   블로그 blog.naver.com/gybook
인스타그램 instagram.com/gimmyoung   이메일 bestbook@gimmyoung.com

좋은 독자가 좋은 책을 만듭니다.
김영사는 독자 여러분의 의견에 항상 귀 기울이고 있습니다.

어지럼증의 모든 것

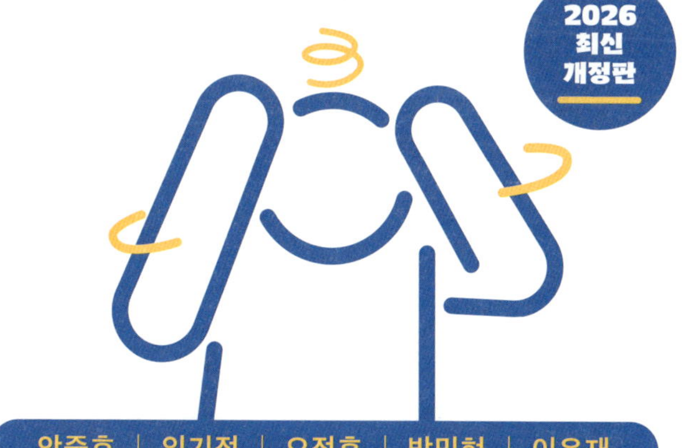

차례

어지럼 클리닉이 새롭게 단장하였습니다

2021년 코로나로 온 세계가 뒤숭숭한 가운데 이비인후과 교수 4인이 의기투합해 펴낸 《한 권으로 파악하는 어지럼증의 모든 것》 초판이 출간된 지 벌써 5년이 지났습니다. 끝날 것 같지 않던 팬데믹은 역사의 뒤편으로 물러나고, 우리는 다시 일상의 소소한 행복을 누릴 수 있게 되었습니다. 책을 함께 쓴 저자들의 삶에도 변화가 찾아왔습니다.

안중호 교수와 임기정 교수는 각각 대한청각학회와 대한소아이비인후과학회를 이끌 차기 회장으로 선출되어 학술 연구와 교육, 정책 제언 등 의료계의 사회적 역할을 적극적으로 확장해나가고 있습니다. 오정훈 교수는 대학을 떠나 진료 일선에서 환자와 더욱 깊이 호흡하는 임상가로 활약 중이며, 박민현 교수는 의

과대학에서 실력과 소양을 겸비한 미래 의료인 양성에 매진하며 그 소임을 다하고 있습니다.

21세기 대한민국은 세계에서 가장 빠른 속도의 고령화와 저출생을 동시에 겪고 있습니다. 이러한 인구 구조 변화는 사회·경제 전반에 깊은 영향을 미치며, 특히 고령층의 어지럼증이 건강 문제의 중심으로 떠오르고 있습니다. 어지럼증은 삶의 질을 저해할 뿐 아니라 의료비 부담을 증가시키고, 낙상·골절·인지기능 저하 등 심각한 합병증과도 직결됩니다. 실제로 어지럼증으로 병원을 찾은 환자는 매년 증가해 2024년에는 100만 명에 가까워졌습니다. 한 번의 어지럼만 겪어도 재발에 대한 두려움 때문에 신체 활동을 기피하게 되고, 불안 장애, 우울증, 인지기능 저하로 이어지는 악순환에 빠질 수 있습니다.

노년층의 어지럼은 단순한 균형 장애가 아니라, 순환기 질환·신경계 질환·퇴행성 질환 등 다양한 원인이 복합적으로 작용한 결과인 경우가 많습니다. 특히 뇌졸중과 같은 치명적인 질환의 초기 신호일 수도 있다는 점에서 더욱 주의가 필요합니다.

이러한 변화 속에서 저자들은 지난 5년 동안 축적된 최신 연구와 진료 경험을 바탕으로 어지럼증의 진단·치료·예방에 대한 가장 중요한 지식을 다시 한번 정리하고자 하였습니다. 더 나아가 뇌졸중, 파킨슨병 등 신경계 질환과 연관된 어지럼을 보다 깊이 있게 다루기 위해 서울아산병원 신경과 이은재 교수가 새로운 저자로 참여했습니다. 덕분에 이비인후과와 신경과의 시각을 결합해 보다 균형 잡힌 어지럼증 지침서를 완성할 수 있었습니다.

이 책에는 각기 다른 주제를 담은 8개의 부와 2개의 부록이 있습니다. 제1부 '균형을 이루는 신체의 과학'에서는 소리를 듣는 청각 기관과 몸의 중심을 잡는 전정 기관, 그리고 이 모든 정보를 통합해 평형을 유지하는 뇌(소뇌와 전정 피질)의 정교한 메커니즘을 설명합니다.

제2부 '어지럼의 이해와 진단 검사'에서는 "왜 어지러울까?"라는 질문에 답하기 위해 어지럼증의 다양한 양상을 정의하고, 병원에서 진행되는 전문적인 검사들이 어떤 원리로 정확한 병명을 찾아내는지 상세히 설명합니다.

제3부 '귀에서 시작되는 어지럼'에서는 어지럼증의 가장 흔한 원인인 귀 질환을 다룹니다. 전정 신경염, 메니에르병, 이석증뿐만 아니라 내이염과 청신경 종양까지, 귀 내부의 문제가 어떻게 우리 몸의 균형을 무너뜨리는지 파헤칩니다.

제4부 '귀가 아닌 곳이 원인인 어지럼'에서는 전정 기관의 문제가 아닌 다른 원인으로 발생하는 어지럼증을 설명합니다. 기립성 어지럼, 편두통성 어지럼증, 그리고 생명과 직결될 수 있는, 뇌졸중이나 파킨슨병 등 뇌와 신경계 질환으로 인한 어지럼증을 구분하는 법을 알려드립니다.

제5부 '몸이 지쳐서 여유가 없을 때 생기는 어지럼'에서는 신

체 변화나 스트레스, 균형을 유지하는 기관 간 불일치로 인해 발생할 수 있는 어지럼증에 대해서 설명합니다. 특히 최근 증가하고 있는 지속적 체위-지각 어지럼증PPPD과 같은 만성적인 어지럼증의 원인과 몸의 컨디션 사이의 상관관계를 조명합니다.

제6부 '어지럼을 치료하는 약, 어지럼을 일으키는 약'에서는 다양한 약이 어지럼에 미치는 영향을 정리합니다. 약은 때로는 독이 되기도 합니다. 어지럼 증상을 완화하는 치료제는 무엇인지, 반대로 우리가 흔히 복용하는 약 중 어지럼증을 유발할 수 있는 것은 무엇인지 알아봅니다.

제7부 '어지럼을 이겨내는 운동과 식사'에서는 전정 재활 운동법과 어지럼증 완화에 도움을 주는 올바른 식습관을 통해 스스로 몸의 균형을 회복하는 구체적인 가이드를 제공합니다. 규칙적인 운동과 건강한 식습관은 병원을 벗어나 일상에서 실천할 수 있는 어지럼증 극복 방법입니다.

제8부 '응급 상황에서의 대처'에서는 즉각적인 응급실 방문이 필요한 위험 신호를 식별하고, 가정에서 할 수 있는 초기 대처법과 의심 질환에 따른 진료 프로세스를 안내합니다. 이를 통해 갑작스러운 어지럼증에 당황하지 말고 잘 대처하시기 바랍니다.

마지막으로 부록을 통해 어지럼증 진단 과정에서 환자가 흔히 하는 질문 30가지에 대한 답변, 그리고 어지럼 증상별 길라잡이를 정리하였습니다.

　5년 만에 새롭게 출간된 이 개정 증보판이 어지럼증으로 힘겨운 시간을 보내는 환자들에게 이해와 도움을, 새롭게 의료인의 길에 들어서는 학생과 전공의들에게 명확한 길잡이를, 그리고 평소 건강에 관심이 많은 독자들에게 신뢰할 수 있는 의학적 나침반이 되기를 진심으로 바랍니다.

2026년 봄

저자 일동

균형을 이루는 신체의 과학

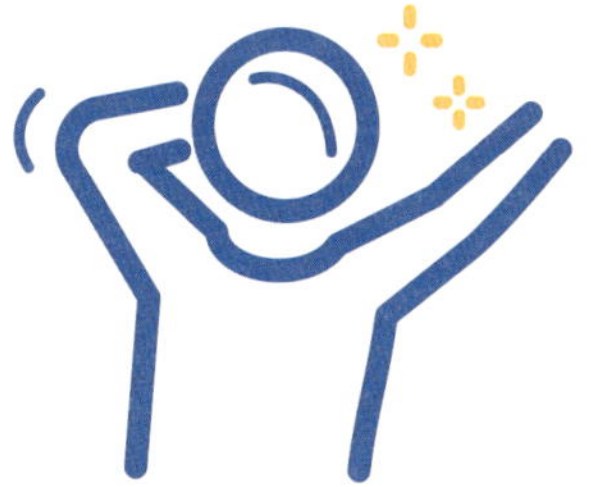

제1부에서는 여섯 번째 감각 기관인 평형 기관에 대해 알아봅니다. 귀는 소리를 듣고 어지럼을 관장합니다. 따라서 귀의 어떤 부분에 이상이 생기면 관련된 신체 기능이 떨어질 수 있습니다. 귀에서 수집한 정보를 바탕으로 우리 몸의 균형을 잡도록 도와주는 뇌에 관해서도 알아보겠습니다.

1장

청각 기관: 듣는 귀의 신비

1. 소리를 전하는 관문

청력이란 주변의 소리를 탐지하는 능력입니다. 소리는 공기 중의 음파를 말하며 음파는 물리적인 진동 혹은 파동을 의미합니다. 귀는 이러한 물리적 에너지를 고막Tympanic Membrane, 이소골Ossicle, 달팽이관Cochlea을 통해 전기 신호로 바꾸어 청신경과 대뇌로 전달하는 놀라운 기관입니다. 귀는 크게 세 부분으로 나뉩니다(그림1-1).

❶ 외이External Ear: 귓바퀴Auricle와 외이도(귓구멍)를 포함
❷ 중이Middle Ear: 고막과 이소골이 있는 공간으로, 이관Eustachian Tube을 통해 코 뒷부분과 연결되어 귓속의 압력을 조절

| 그림 1-1. 귀의 구조 |

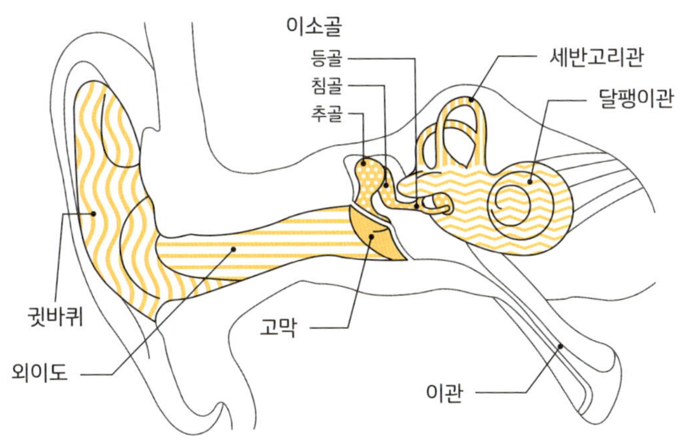
이소골
등골
침골
추골
세반고리관
달팽이관
귓바퀴
외이도
고막
이관

| 그림 1-2. 평형 기관과 달팽이관 |

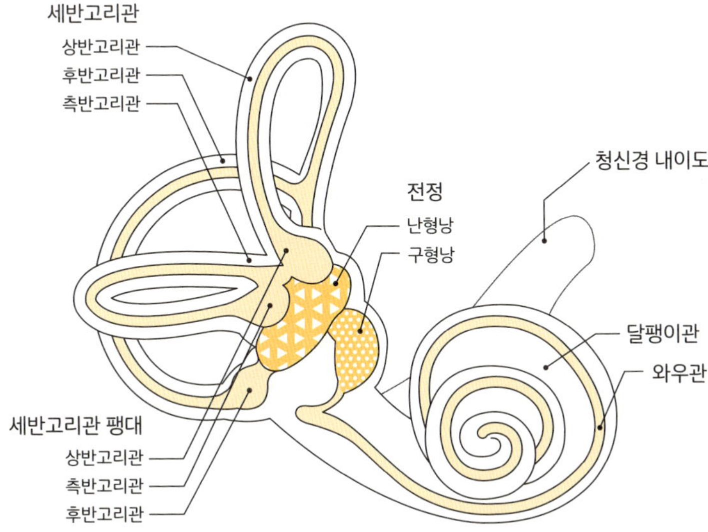
세반고리관
상반고리관
후반고리관
측반고리관
전정
난형낭
구형낭
청신경 내이도
달팽이관
와우관
세반고리관 팽대
상반고리관
측반고리관
후반고리관

❸ 내이Inner Ear: 청력을 담당하는 달팽이관과 어지럼(균형)을 관장하는
세반고리관Semi-Circular Canal, 전정Vestibule이 위치

내이의 전정은 몸의 수평과 수직 방향 움직임을 감지할 수 있고
서로 이어진 구형낭과 난형낭으로 이루어져 있습니다. 구형낭은 달
팽이관과 통하며 난형낭은 회전 운동의 움직임을 감지하는 세반고
리관과 붙어 있습니다. 이처럼 소리를 듣는 기관과 몸의 균형을 잡
는 기관은 쌍둥이처럼 긴밀하게 연결되어 있습니다(그림 1-2).

2. 소리의 여정

우리가 소리를 듣는 과정을 귀의 구조를 따라 설명하겠습니다(그
림 1-3).

❶ 외이: 귓바퀴에서 모인 소리가 외이도를 타고 들어와 고막을 울립니다.
❷ 중이: 고막의 진동은 3개의 작은 뼈인 이소골을 통해 증폭되어 내이
로 전달됩니다.
❸ 내이: 달팽이관은 이 물리적인 진동을 전기적 신호로 변환합니다.
❹ 대뇌: 변환된 신호가 청신경을 통해 대뇌에 도달할 때 비로소 우리는
"소리가 들린다"고 인식하게 됩니다.

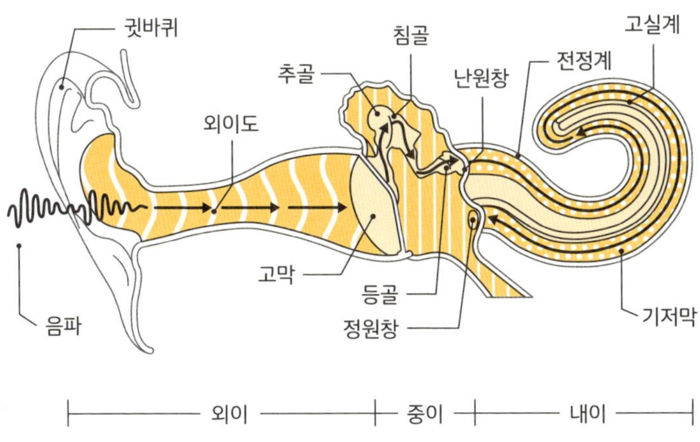

3. 달팽이관의 원리

고막과 이소골을 통해 증폭된 소리의 파동은 두 바퀴 반 감긴 달팽이관을 진동합니다. 좁은 귓속 공간에 효율적으로 자리 잡기 위해 마치 달팽이처럼 돌돌 말려 있는 것입니다. 달팽이관을 일자로 편 모습(그림 1-4)을 보면 진동의 경로를 이해하기 쉽습니다.

음파는 이소골의 마지막 뼈인 등골Stapes과 연결된 난원창Oval Window으로 이동합니다. 달팽이관 위쪽(전정계Scala Vestibuli)을 따라 흘러갔다가 다시 아래쪽(고실계Scala Tympani)으로 흘러가며, 정원창Round Window을 통해 빠져나갑니다.

이 과정에서 음파는 달팽이관 내부 중간계Scala Media의 기저

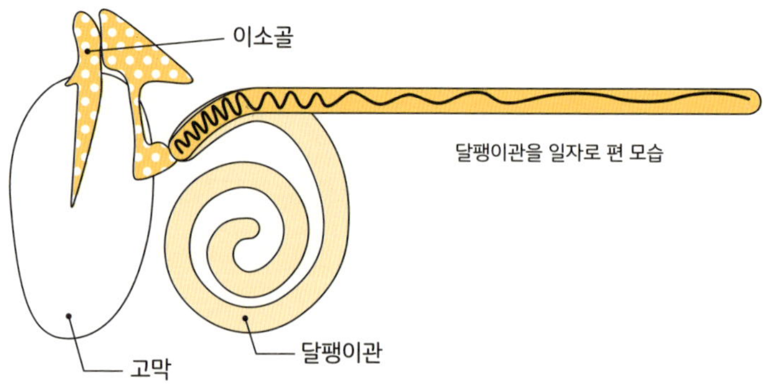

막Basilar Membrane을 진동합니다. 기저막에는 소리를 감지하는 유모 세포가 붙어 있어 이 진동을 감지하여 뇌로 신호를 보냅니다. 흥미로운 점은 부위별로 감지하는 소리가 다르다는 것입니다. 게오르크 폰 베케시가 이러한 달팽이관의 원리를 발견해 1961년에 노벨 생리학·의학상을 수상했습니다.

- 입구(난원창)와 가까운 쪽: 파동이 짧고 빠른 고음(소프라노)을 감지
- 입구에서 먼 쪽: 파동이 크고 넓은 저음(베이스)을 감지

아주 가느다란 유리 피펫으로 세포를 찔러 전기적 변화를 측정하는 패치 클램프 기법을 이용해 유모 세포의 이온 채널들을 연구한 적이 있습니다. 연구를 통해 유모 세포가 물리적 에너지를 전기 신호로 바꾸는 정교하면서도 복잡다단한 청음 과정을

수행하고 있음을 확인했습니다. 그 극도로 섬세한 과정을 지켜보며, 마치 '신이 설계한 작품'이라고밖에 표현할 수 없는 정교함에 형언하기 어려운 신비함과 경외감을 느꼈습니다.

정리하자면, 청력이란 주변의 소리를 외이와 중이가 효율적으로 모아 전달하고, 내이가 이를 정밀하게 감지해내는 경이로운 신체 능력이라고 할 수 있습니다.

2장

전정 기관: 우리 몸 균형의 센터

1. 서로 연결된 평형 기관

평형 기관은 전정과 세반고리관으로 구분됩니다. 전정은 수평과 수직 평면의 움직임을 감지하고 세반고리관은 회전 운동의 움직임을 느낍니다.

흥미로운 점은 이 기관들이 모두 하나로 연결되어 있다는 사실입니다. 막대 풍선 하나로 강아지, 기린 등 여러 모양을 만들 수 있듯 달팽이관, 전정, 세반고리관은 모두 연결되어 있으며, 배터리 안의 파이프들이 배터리액을 공유하는 것처럼 내림프액Endolymph을 공유합니다. 이처럼 내부의 액체와 압력을 공유하기 때문에 이들은 서로에게 긴밀하게 영향을 미칩니다. 한쪽 청력이 완전히 소실된 환자가 자주 어지럼증을 호소하는 이유도이 때문입니다. 청각 기관과 평형 기관은 서로 붙어 있어서 하나가 망가지면 다른 하나의 기능도 저하되거나 소실되기 때문입니다.

2. 중력을 느끼는 전정

전정은 구형낭과 난형낭으로 이루어져 있습니다. 전정의 구형낭은 수직(세로) 방향으로 서 있고 난형낭은 수평(가로) 방향으로 뻗어 있습니다. 구형낭과 난형낭의 평면에는 움직임을 감지하는 유모 세포가 원시림의 나무들처럼 빽빽하게 깔려 있습니다. 유모 세포의 상부에는 칼슘 덩어리인 이석Otolith들이 층층이 쌓여 있습니다.

사람이 고개를 숙이거나 쳐들면 중력에 따라 무거운 이석이 앞뒤로 쏠립니다(그림 1-5). 유모 세포는 이 이석의 움직임을 읽어내어 "내 몸이 전후좌우, 혹은 위아래로 움직이고 있다"는 신호를 뇌에 보냅니다(그림 1-6). 예를 들어 엘리베이터를 탈 때 몸이 쑥 올라가거나 내려가는 수직 이동은 구형낭이, 줄다리기를 할 때 상대편으로 몸이 끌려가는 수평 이동은 난형낭이 감지합니다.

| 그림 1-5. 유모 세포의 움직임 감지 |

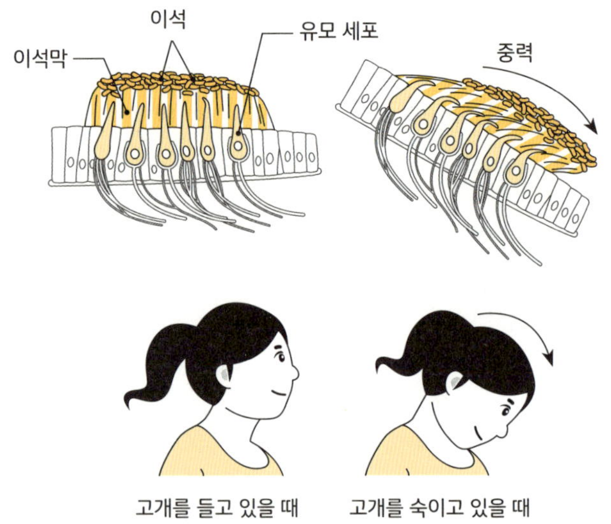

| 그림 1-6. 구형낭과 난형낭 |

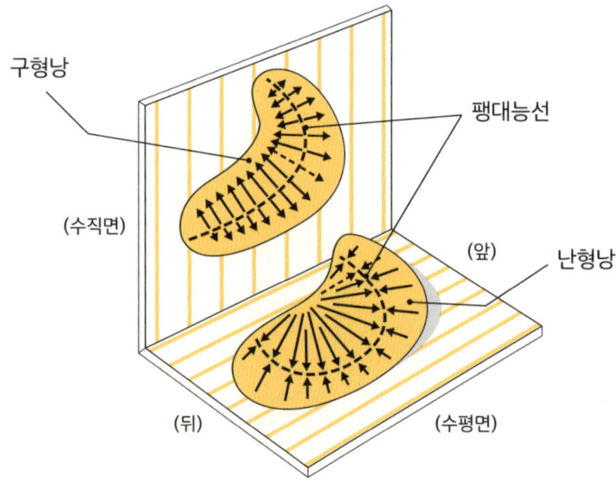

구형낭은 몸의 위아래 이동을, 난형낭은 전후좌우 움직임을 감지합니다.

3. 회전을 감지하는 세반고리관

반고리관Semi-Circular Canal(SCC)은 반규관이라고도 하는데, 한쪽 귀에 3개씩 있기 때문에 주로 세반고리관이라고 합니다. 위치에 따라 상반고리관Superior SCC, 측반고리관Lateral SCC, 후반고리관Posterior SCC이라고 칭합니다. 측반고리관은 수평반고리관, 가쪽반고리관, 가반고리관, 외반고리관 등 다양한 명칭으로 불립니다.

세반고리관은 사람이 회전할 때 관성으로 인한 내부 액체의 움직임을 통해 회전 운동을 알아채는 기관입니다. 오른쪽이나 왼쪽으로 도는 동작, 뒤로 눕거나 벌떡 일어나는 동작을 모두 감지합니다. 빙글빙글 돌다가 갑자기 멈췄을 때 몸이 계속 도는 것처럼 느껴지는 이유는 몸은 멈춰도 반고리관의 액체는 관성에 따라 계속 움직이기 때문입니다.

그렇다면 반고리관은 왜 3개일까요? 우리가 사는 세상이 3차원이기 때문입니다. 수직, 수평, 앞뒤 3차원의 움직임을 모두 놓치지 않기 위해 3개의 반고리관이 X축, Y축, Z축 방향으로 각각 뻗어 있으며, 좌우 대칭을 이루며 정보를 공유합니다(그림 1-7). 예를 들어 우측으로 돌 때 우측 측반고리관은 자극을 받지만, 좌측 측반고리관은 억제됩니다. 양쪽 귀의 서로 다른 신호를 뇌에서 비교 판단하여 우리가 어느 방향으로 도는지를 정확히 재확인합니다.

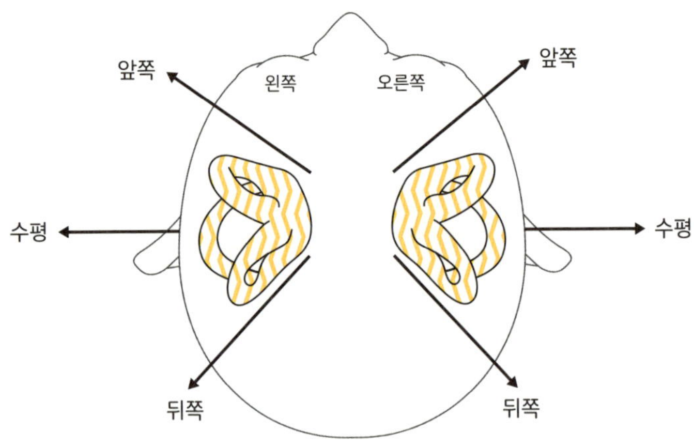

4. 평형 기관과 이석증의 관계

난형낭이 세반고리관과 붙어 있는 구조는 이석증Benign Paroxysmal Positional Vertigo(BPPV)의 결정적인 원인이 됩니다. 난형낭에 붙어 있어야 할 이석이 떨어져 나와 바로 옆의 세반고리관으로 들어가 버리면 이석증이 생깁니다.

세반고리관(그림 1-8)이 입체적으로 서 있기 때문에, 가만히 누워 있으면 이석이 중력에 따라 가장 낮은 후반고리관으로 흘러가서 고입니다. 아침이나 새벽에 이석증 발생 빈도가 높은 것도 세반고리관의 구조와 중력의 영향 때문입니다.

또 이석증은 운동량이 적은 노년층에게 더 많이 생깁니다. 흐르

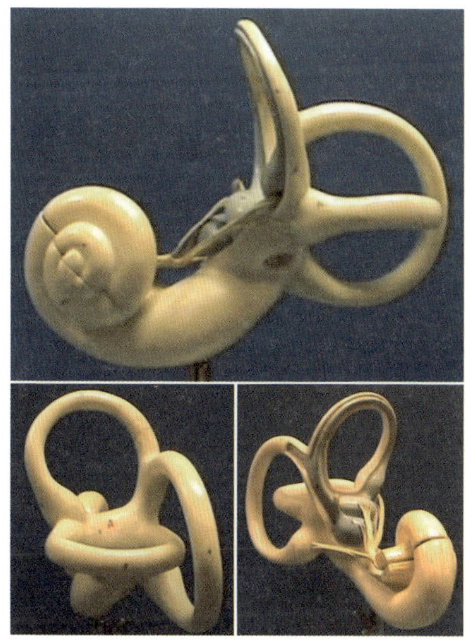

는 강물에는 침전물이 없지만 고여 있는 웅덩이에는 침전물이 쌓이고 물이 탁해지는 것과 같은 이치입니다. 활기차게 운동하고 스트레칭을 자주 하는 분들에게는 이석증이 훨씬 적게 나타납니다.

귓속의 이 작은 공간들이 마치 하나의 소우주처럼 유기적으로 연결되어 작동하는 모습을 보면 생명의 신비로움에 다시 한번 감탄하게 됩니다.

3장

소뇌와 전정 피질: 자세·균형의 내비게이터

우리는 서 있거나 걸을 때 일부러 균형을 잡으려고 하지 않습니다. 눈을 감고도 곧바로 일어설 수 있고, 고개를 돌리면서도 쉽게 넘어지지 않습니다. 우리가 특별한 노력 없이도 자세를 유지할 수 있는 이유는 몸의 균형을 자동으로 조절하는 신경계의 '항법 장치'가 쉬지 않고 작동하기 때문입니다. 이 과정은 우리가 의식하지 못하는 사이에 매 순간 반복되며, 이때 수많은 신경 신호가 아주 짧은 시간 안에 오갑니다.

이 시스템의 중심에 있는 구조가 바로 소뇌와 전정 피질입니다. 어지럼증을 이해하기 위해서는 귀의 전정 기관뿐 아니라, 이 2가지 뇌 구조의 역할을 함께 이해해야 합니다.

1. 균형을 보정하는 소뇌

균형에 관한 정보는 귓속 깊은 곳에 있는 전정 기관이 먼저 감지합니다. 전정 기관은 머리의 움직임과 중력의 변화를 감지하여 이를 전기 신호로 바꾸어 뇌로 보내는 평형 감각 센서입니다. 우리가 고개를 숙이거나, 몸을 돌리거나, 엘리베이터를 탈 때 느끼는 감각의 출발점이 바로 이 전정 기관입니다.

하지만 전정 기관에서 보내온 신호가 곧바로 몸의 움직임으로 이어지는 것은 아닙니다. 이 신호는 먼저 뇌간의 전정 신경핵을 거쳐 소뇌로 전달되고, 소뇌에서 한 번 더 정교한 조정 과정을 거칩니다. 이때 소뇌는 귀에서 올라온 평형 정보뿐 아니라, 눈으로 들어오는 시각 정보, 그리고 근육과 관절에서 올라오는 몸의 위치 감각 정보를 함께 비교합니다. 예를 들어, 귀는 몸이 기울어졌다고 신호를 보내는데 눈은 그렇지 않다고 느낄 경우, 이 차이를 조정해 가장 안정적인 자세를 유지하려고 합니다.

| 그림 1-9. 균형 조절 신경계 개념도 |

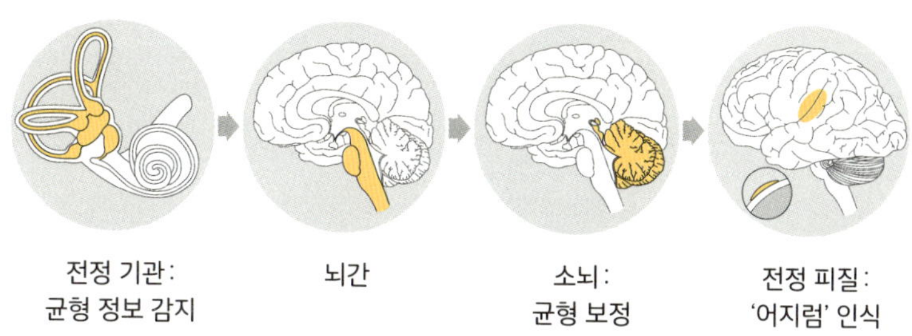

여러 정보를 종합해 현재 자세가 안정적인지, 어느 방향으로 얼마나 수정이 필요한지를 판단하는 것이 소뇌의 중요한 역할입니다. 이 과정은 매우 빠르게, 대부분 자동으로 이루어집니다. 우리가 의식하기도 전에 소뇌는 이미 필요한 조정을 상당 부분 마친 상태입니다. 그래서 우리는 균형을 잡는다는 의식 없이도 자연스럽게 서거나 걸을 수 있습니다.

소뇌의 역할은 몸이 어떻게 움직일지 처음부터 지시하는 것이 아닙니다. 소뇌는 이미 일어나고 있는 움직임을 계속 감시하면서 그 움직임이 과한지, 부족한지를 판단해 미세하게 수정합니다. 그래서 흔히 자세와 균형을 담당하는 '자동 보정 장치'에 비유됩니다. 이 장치는 한 번 작동하고 마는 것이 아니라, 우리가 서 있거나 걸을 때 매 순간 작동하며 균형을 맞춥니다.

| 그림 1-10. 소뇌의 '자동 보정' 기능 |

소뇌의 보정 기능이 정상적으로 작동할 때 우리는 울퉁불퉁한 길이나 흔들리는 버스 안에서도 비교적 안정적으로 서 있을 수 있습니다. 반대로 이 기능에 문제가 생기면 몸의 움직임이 실시간으로 조정되지 못하고 항상 한 박자 늦게 따라가는 듯한 느낌을 받습니다.

소뇌의 기능을 이해하려면 술을 마신 뒤의 몸 상태를 생각해 보면 좋습니다. 술을 많이 마시면 말을 더듬거나, 걸을 때 비틀거리게 됩니다. 이때 대부분은 주변이 빙글빙글 도는 느낌을 받기보다는 몸의 중심이 흐트러지면서 발걸음이 부정확해집니다. 이는 알코올이 소뇌의 기능을 떨어뜨리기 때문입니다. 알코올은 소뇌에서 이루어지는 신경 신호의 정교한 조정을 방해하여, 움직임과 균형을 보정하는 능력을 약화합니다.

그 결과, 술을 마신 사람은 발은 이미 나갔는데 몸이 따라오지 않거나, 몸이 한쪽으로 한참 기울어진 뒤에야 자세를 고치려 하면서 비틀거리거나 쉽게 넘어집니다. 이러한 모습은 소뇌 기능 이상에서 나타나는 어지럼과 매우 유사합니다.

소뇌에 문제가 생기면 가장 먼저 몸의 중심을 잡는 능력이 저하됩니다. 바닥이 평평한데도 중심을 유지하기 어렵고, 일직선으로 걷거나 방향을 바꿀 때 유난히 불안정해질 수 있습니다. 특히 멈췄다가 다시 걷기 시작하거나, 고개를 돌리며 걷는 상황에서 이러한 불안정이 두드러집니다.

이런 모습은 주변 사람도 비교적 쉽게 알아차릴 수 있습니다. 걸을 때 보폭이 넓어지며, 균형을 잘 잡지 못해 한 걸음 한 걸음을 버티듯 걷는 인상을 주기도 합니다. 환자들은 "몸을 제대로 가누기 어렵다", "내 몸이 내 마음대로 움직이지 않는다"라고 합니다.

이처럼 소뇌는 단순히 어지럼을 감각하기보다는 몸의 균형과 움직임의 리듬을 유지하는 데 깊이 관여합니다. 따라서 소뇌 이상에서는 '움직일 때 더 불안한 어지럼'이 특징적으로 나타납니다.

3. 소뇌 이상으로 인한 어지럼의 양상

소뇌에 문제가 생겼을 때 나타나는 어지럼은 귀 질환으로 인한 어지럼과 양상이 다른 경우가 많습니다. 이 차이를 구분하는 것이 실제 진료에서도 매우 중요합니다.

귀의 문제로 생기는 어지럼(말초성 전정 질환)은 '주변이 빙글빙글 도는 느낌'과 같은 회전성 어지럼인 경우가 많습니다. 반면 소뇌 이상의 경우에는 다음과 같은 증상이 더 눈에 띕니다.

❶ 몸이 한쪽으로 쏠리는 느낌

❷ 가만히 서 있어도 중심이 불안정한 느낌

❸ 비틀거리거나, 한 줄로 걷기 어려움

이때 환자는 "어지럽다"보다는 "몸이 흔들리고 힘이 풀린 것 같다", "술에 취한 것 같다"라고 하는 경우가 많습니다. 소뇌가 균형 정보를 적절히 보정하지 못해 자세와 보행이 부드럽게 이어지지 않기 때문입니다.

4. 균형 감각을 느끼는 전정 피질

균형 정보는 소뇌에서 자동으로 조정된 뒤에도 한 단계를 더 거칩니다. 시상을 지나 대뇌의 전정 피질로 전달되는 것입니다. 이 단계에서 비로소 우리는 균형의 변화를 '감각'하게 됩니다.

전정 피질은 귀와 소뇌에서 올라온 균형 신호를 바탕으로 몸의 위치와 움직임을 의식적으로 느끼게 해주는 뇌 부위입니다. 즉, 어지럽다, 불안정하다, 몸이 기운다는 감각은 이 전정 피질에서 형성됩니다. 같은 균형 이상이라도 전정 피질이 얼마나 영향을 받느냐에 따라 느껴지는 불편의 양상은 달라질 수 있습니다. 즉 전정 피질이나 이와 관련된 경로에 문제가 생기면 뚜렷한 회전성 어지럼이 없더라도 주변 공간이 어색하게 느껴지거나, 몸이 한쪽으로 치우치는 듯한 주관적 불안정감을 호소할 수 있습니다.

어지럼을 겪을 때 많은 사람이 공통적으로 느끼는 점이 있습니다. 바로 눈을 감으면 훨씬 더 불안해진다는 것입니다. 멀쩡하던 사람도 어두운 곳에서 걷거나 눈을 감고 서 있으려고 하면 갑자기 몸이 더 흔들리는 느낌을 받곤 합니다. 이 현상은 단순한 기분 탓이 아닙니다. 우리 뇌가 균형을 유지하는 방식과 깊은 관련이 있습니다.

우리 몸의 균형은 한 가지 감각만으로 유지되지 않습니다. 뇌는 전정 기관을 통한 움직임 정보, 눈을 통한 시각 정보, 그리고 근육과 관절에서 감지하는 위치 감각을 종합해 균형을 잡습니다. 이 가운데 시각은 우리가 생각하는 것보다 훨씬 큰 비중을 차지합니다. 뇌는 바닥이 어디에 있는지, 내가 어느 방향으로 움직이고 있는지를 눈으로 계속 확인하면서 다른 균형 정보들을 조정합니다.

평소에는 이 과정이 자연스럽게 이루어지기 때문에 우리가 시각에 크게 의존하고 있다는 사실을 잘 느끼지 못합니다. 하지만 눈을 감거나 주변이 어두워지면 상황이 달라집니다. 시각 정보가 줄어들면, 뇌는 귀와 몸의 감각에 더 많이 의존해 균형을 유지하려고 합니다. 이때 소뇌는 줄어든 정보를 보완하기 위해 더 많은 조정을 수행합니다.

문제는 소뇌나 전정 피질의 기능이 이미 떨어져 있는 경우입니다. 이런 상태에서는 시각이 차단되었을 때 다른 감각으로 이를 충분히 보완하지 못합니다. 그 결과, 눈을 감는 순간 몸이 갑자기 더 흔들리거나, 바닥이 불안정해진 듯한 느낌이 강해질 수 있습니다. 어지럼이 있는 사람이 어두운 곳이나 밤길에서 유난히 더 불안해하는 이유도 여기에 있습니다.

이러한 현상은 중요한 단서를 제공합니다. 눈을 감았을 때 균형 감각이 급격히 떨어지는지, 혹은 밝은 곳과 어두운 곳에서 어지럼의 정도가 크게 달라지는지 여부는 균형 조절 시스템이 얼마나 잘 작동하고 있는지를 가늠하는 데 도움이 됩니다. 실제 진료에서도 눈을 뜨고 있을 때와 감았을 때의 차이를 관찰하는 것이 중요한 평가 요소 중 하나입니다.

따라서 어지럼을 느낄 때 눈을 감으면 더 불안해지는 것은 단순한 우연이 아닙니다. 우리 몸이 여러 감각을 이용해 균형을 유지하고 있으며, 일부 감각이 제대로 작동하지 않을 때 다른 감각에 더 크게 의존하게 된다는 사실을 보여주는 증거라고 할 수 있습니다.

6. 어지럼의 종류 구분하기

소뇌나 전정 피질의 이상으로 인한 어지럼은 증상의 양상과 경과가 일반적인 귀 질환의 그것과 다르게 나타날 수 있습니다. 약을 복용해도 어지럼이 쉽게 가라앉지 않거나, 증상의 변화가 귀 질환에서 기대하는 패턴과 다를 때는 귀 문제로만 보아서는 안됩니다.

특히 어지러우면서 걷는 것이 눈에 띄게 불안정해지거나, 말이 어눌해지고, 복시(물체가 2개로 보임)나 다른 시야 이상이 나타난다면 소뇌와 전정 피질을 포함한 중추 신경계의 균형 조절 이상을 반드시 고려해야 합니다. 조기 뇌 검사가 필요한 상황일 수 있습니다.

다시 말씀드리자면, 소뇌는 직접 몸의 균형을 잡기보다는 이미 일어나고 있는 움직임을 계속 모니터링하며 균형을 미세하게 보정하는 역할을 맡습니다. 소뇌 이상으로 인한 어지럼은 회전감보다는 자세 불안정과 보행 장애가 특징입니다. 전정 피질은 어지럼과 공간 불안정감을 의식적으로 '느끼는' 데 관여합니다.

이러한 차이를 이해하면 '빙빙 도는 어지럼'과 '몸의 중심이 흐트러지는 어지럼'을 구분하고, 어떤 경우에 귀 질환을, 어떤 경우에 뇌의 균형 조절 능력 이상을 더 의심해야 할지 판단할 수 있습니다.

"균형을 이루는 신체의 과학" 정리

➕ 달팽이관은 소리를 듣는 기관으로, 손상되면 돌발성 난청, 메니에르병 등이 생길 수 있습니다.

➕ 평형 기관에는 전정 및 세반고리관이 있으며, 손상되면 이석증, 전정 신경염 등을 초래할 수 있습니다.

➕ 균형 정보는 귀의 전정 기관이 가장 먼저 감지하지만, 최종적인 균형조절은 뇌에서 이루어집니다. 소뇌는 우리가 의식하기도 전에 우리 몸의 균형을 세밀하게 보정합니다.

➕ 소뇌에서 처리한 정보가 전정 피질에 전달될 때 우리는 균형의 변화를 실제로 인식하게 됩니다.

어지럼의 이해와 진단 검사

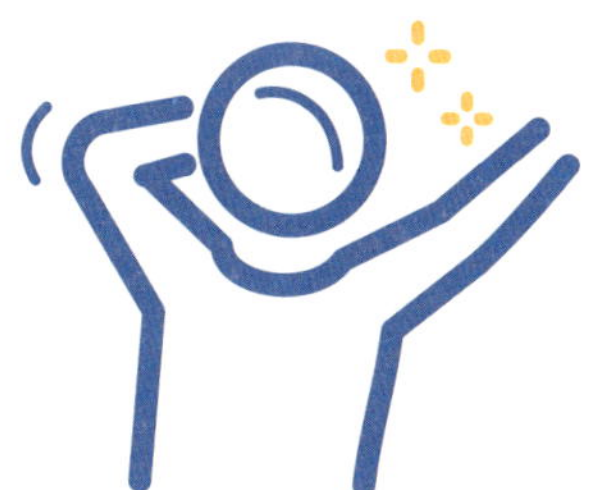

제2부에서는 어지럼증으로 병원을 찾을 때 환자가 의사에게 꼭 전달해야 할 정보와 함께, 병원에서 어지럼증 진단을 위해 진행하는 검사 절차를 상세히 소개합니다. 어지러워서 병원에 가도 증상을 제대로 설명하지 못해 적절한 치료를 받지 못하는 내원 환자가 더 이상 없도록 핵심 내용을 정리했습니다.

1장
어지럼 제대로 이해하기

어지럼은 누구나 한 번쯤은 경험하는 '증상'입니다. 증상은 어떤 병이 나타나는 형태로, 하나의 증상으로 여러 질환을 의심할 수 있습니다. 열이 나는 것이 대표적인데, 몸에 열이 나는 증상만으로는 어떤 병이 원인인지 알 수 없으며 추가 검사가 필요합니다.

어지럼도 마찬가지입니다. 아주 다양한 원인 질환에 의해서 발생하는 증상이기 때문에 어지럼이 있을 때 단순히 증상만 조절해서는 제대로 치료가 되지 않습니다. 원인 질환을 찾고 그에 맞는 적절한 치료를 해야 어지럼에 의해 생기는 불편함을 해결하고 원인 질환의 악화나 진행을 막을 수 있습니다.

1. 일상적 어지럼

어지럼을 일으킬 수 있는 상황은 매우 많습니다. 100미터 달리기를 하고 나서도 어지럼이 생길 수 있습니다. 높은 산에 올라가도 어지럼을 느낄 수 있습니다. 어떤 사람은 기차역이나 쇼핑몰같이 사람이 많고 시끄러운 장소에 가면 어지럼을 호소합니다. 식사를 제대로 하지 못했을 때 어지럼을 느끼는 사람도 있습니다.

이런 경우는 실제 질환과 직접적인 관계가 없는 경우가 대부분입니다. 환경적인 요인이나 생리적인 상황에서 생기는 불편감을 어지럼으로 표현하는 것입니다. 하지만 이런 증상이 반복되거나 일상생활을 방해한다면 보이지 않는 심리적 요인이 있는지, 신경계가 과민 반응하는지 점검해볼 필요가 있습니다.

또 40대 이후에 느끼는 미세한 어지럼은 우리 몸의 자연스러운 노화 과정의 일부일 수 있습니다. 나이가 들면 시력이 떨어지듯, 몸의 균형을 담당하는 귓속 전정 기관과 뇌의 신경 세포도 시간이 흐르면서 그 기능이 조금씩 감퇴합니다. 질병이라기보다 '균형 감각의 노화'로 우리 몸의 반응 속도가 예전만큼 빠르지 않은 것입니다. 따라서 어지럼을 무조건 두려워하기보다, 내 몸의 변화로 인한 결과로서 이해하고 그에 맞춰 대응하는 지혜가 필요합니다.

대부분 어지럼은 귀의 문제(이석증, 전정 신경염 등)인 경우가 많지만, 40대 이상이라면 뇌의 문제(중추성 어지럼)를 경계해야 합니다. 다음 증상 중 하나라도 나타난다면 바로 응급실을 찾아야 합니다.

❶ 신경학적 이상: 말이 어눌해지거나, 물체가 2개로 보이거나(복시), 안면 마비가 생김
❷ 심한 균형 장애: 혼자서 서 있거나 걷기 힘들 정도로 몸이 한쪽으로 쏠림
❸ 극심한 두통: 평생 처음 겪는 수준의 심한 두통이나 멈추지 않는 구토

환자들이 진료실에서 어지럼을 표현하는 방법은 다양합니다. 어지럽다, 아찔하다, 몸이 꺼질 것 같다, 빙빙 돈다, 몸이 한쪽으로 쏠려서 쓰러진다, 눈을 뜰 수가 없다, 천장이 위아래로 왔다 갔다 한다, 어질어질하다, 균형을 잡기 어렵다, 걸을 때 발이 마음대로 간다, 좌우로 휘청거린다, 구름을 걷는 것 같다, 땅이 울렁거린다… 대표적인 것만 이 정도이고 실제로는 더 다양한 표현이 있습니다.

의사는 환자의 주관적인 표현 너머 객관적 원인을 찾기 위해 진찰과 검사를 시행합니다. 다음 3가지를 미리 점검해보면 진단에 큰 도움이 됩니다.

❶ 지속 시간: 어지럼이 수 초 내외로 짧은가, 아니면 몇 시간 혹은 며칠간 지속되는가?

❷ 유발 요인: 가만히 있을 때 어지러운가, 아니면 고개를 돌리거나 일어날 때 심해지는가?

❸ 동반 증상: 귀가 먹먹함, 이명, 혹은 시야가 흐려지는 증상이 함께 나타나는가?

4. 대표적인 어지럼 원인

어지럼의 원인은 크게 4가지 범주로 나눌 수 있습니다.

❶ 귀에 발생한 질환: 이석증, 전정 신경염, 메니에르병, 전정 신경병증, 급성 중이염 등

❷ 청신경에 발생한 질환: 청신경 초종(청신경 종양), 청신경 병증

❸ 머리(뇌)에 발생한 질환: 뇌경색, 뇌종양, 퇴행성 뇌 질환(파킨슨병, 소뇌 위축증 등)

❹ 전신 질환: 빈혈, 기립성 저혈압, 부정맥, 심장 기능 저하, 갑상선 기능
   저하 등

의사는 보통 이석증과 같은 흔한 원인에 대한 검사를 먼저 시
행하고, 결과가 명확하지 않으면 청신경 종양이나 더 드문 질환
을 찾기 위한 정밀 검사를 시행합니다. 이때 눈을 뜨거나 몸을 움
직이는 것조차 고통스러워 검사를 주저하는 분이 많습니다. 하
지만 문제의 원인을 정확히 찾아야 그에 맞는 치료를 할 수 있고,
그것이 가장 빠르게 고통에서 벗어나 일상을 회복하는 길임을
기억하시기 바랍니다.

이제부터 어지럼의 원인을 찾기 위한 검사와 어지럼을 일으키
는 질환에 대해 자세히 알아보겠습니다.

2장

어지럼증 진단을 위한 검사

많은 분이 어지럽다는 이유로 병원을 찾지만, 막상 진료실에 들어서면 무엇을 어떻게 설명해야 할지 몰라 답답함을 느낍니다. 의사 역시 환자의 증상을 정확히 이해하지 못하면 검사와 치료 방법을 결정하기 어렵습니다. 어지럼증 치료의 시작은 환자가 자신의 증상을 정확히 표현하고, 검사의 의미를 이해하는 데서 출발합니다.

1. 어지럼증이란

어지럼증은 우리가 일상에서 가장 흔히 경험하는 증상 중 하나입니다. 하지만 '어지럼증'이 곧 특정 질병을 뜻하지는 않습니다.

문제는 어지럼증이 너무 많은 시스템과 연결되어 있다는 점입니다. 우리 몸에서 균형을 담당하는 것은 단순히 귀 하나가 아니라 ① 전정 기관(귀) ② 시각 ③ 체성 감각(근육과 관절의 위치 감각) ④ 이 모든 정보를 통합하는 뇌, 이 4가지가 동시에 작동하는 복합 시스템입니다. 그래서 어지럼증은 증상은 하나이지만 그 원인은 매우 다양하고, 그 양상도 사람마다 다릅니다.

다행히 어지럼증은 정확한 진단이 불가능한 증상은 아닙니다. 진단 과정이 복잡할 뿐입니다. 이 퍼즐을 맞추는 과정에는 환자가 제공하는 정보가 결정적 역할을 합니다.

2. 의사가 가장 먼저 묻는 질문

(1) 어떤 식으로 어지러운가요?

❶ 천장이 빙글빙글 도는 느낌(회전성 어지럼, 현훈)

❷ 눈앞이 캄캄해지는 느낌

❸ 술에 취한 듯 멍한 느낌

❹ 몸이 한쪽으로 기우는 느낌

❺ 중심을 잡기 힘든 느낌

가장 중요한 질문입니다. 많은 분이 "그냥 어지럽다"고 말하지만, 의학적으로는 어지럼증의 형태가 전혀 다릅니다. 이 중 특히 현훈vertigo, 즉 회전성 어지럼은 귀의 전정 기관 이상과 깊은 관련이 있습니다. 반면 눈앞이 흐려지거나 멍해지는 느낌은 혈압 저하, 빈혈, 자율신경(몸의 혈압·맥박 등을 자동으로 조절하는 신경) 이상과 연관이 있는 경우가 더 많습니다.

(2) 어지럼이 얼마나 오래 가나요?

❶ 몇 초에서 몇 분 → 이석증

❷ 몇십 분에서 몇 시간 → 메니에르병, 편두통

❸ 하루 이상 → 전정 신경염, 중추성 질환

지속 시간은 매우 강력한 진단 단서입니다. 증상이 시작된 시각과 끝난 시각을 간단히 메모해두는 것만으로도 의사가 고려해야 할 질병의 범위를 크게 좁힐 수 있습니다.

(3) 얼마나 자주 어지러운가요?

❶ 하루에도 여러 번

❷ 일주일에 한 번

❸ 몇 년에 한 번

이 정보는 질환의 성격을 구분하는 데 결정적입니다. 단발성인지, 재발성인지, 만성적인지에 따라 전혀 다른 질환이 원인일 수 있습니다.

(4) 무엇을 하면 어지럼이 생기거나 없어지나요?

❶ 고개를 돌리면 어지럽다.

❷ 누웠다 일어나면 어지럽다.

❸ 큰 소리를 들으면 어지럽다.

❹ 움직임을 멈추면 증상이 나아진다.

❺ 누우면 증상이 나아진다.

이 질문은 사실상 이석증을 잡아내는 질문입니다. 특정 자세에서만 증상이 반복되면, 거의 이석증으로 진단할 수 있습니다.

(5) 함께 나타나는 다른 증상이 있나요?

❶ 난청

❷ 이명

❸ 귀 먹먹함

❹ 두통

❺ 복시, 시야 장애

어지럼증은 단독으로 생기는 경우보다, 다른 증상과 함께 생길 때 진단이 훨씬 명확해집니다.

갑작스럽게 찾아온 어지럼증은 환자 입장에서 심히 공포스럽기 때문에 급하게 약부터 찾는 경우가 많습니다. 하지만 약은 증상을 잠시 누를 뿐, 문제의 원인까지 해결해주지 않습니다. 치료 시 전정 재활이 필요한지, 다른 약이 필요한지, 아니면 수술이 필요한지 검사를 통해 판단할 수 있습니다.

3. 전정 기능 검사

전정 기능 검사는 MRI처럼 한 번에 끝나는 검사가 아니라 여러 검사의 조합입니다. 대부분 검사는 눈동자의 움직임을 관찰하는 것에서 시작됩니다. 어지럼증의 실체를 찾아내기 위해 병원에서 흔히 시행되는 검사들을 정리해보겠습니다.

(1) 안구 운동 검사: 전기 안진 검사ENG·비디오 안진 검사VNG

전정 기관에서 들어온 정보는 최종적으로 눈동자의 움직임(안진)으로 표현됩니다. 따라서 눈의 움직임을 정밀하게 관찰하면 전정 기관과 뇌의 상태를 간접적으로 평가할 수 있습니다. 이 검사는 전정 기능뿐 아니라 소뇌와 같은 중추신경계 이상 여부를 함께 확인하는 기본 검사입니다. 통증이 전혀 없고 비교적 편안한 검사에 속합니다. 가장 흔한 어지럼증의 원인인 이석증의 여부와 그 위치를 찾기 위한 검사(Dix-Hallpike Test, Supine Roll Test)도 함께 시행할 수 있습니다.

안진 검사 방법:

❶ 환자는 특수 고글을 착용하거나 눈 주변에 전극을 부착한다.

❷ 어두운 곳에서 환자의 눈앞에 빛을 비추고 빠르게 또는 천천히 따라 가게 한다.

❸ 눈동자의 미세한 움직임을 기록한다.

이석증 검사 방법:

❶ 환자는 침대에 다리를 펴고 앉는다.

❷ 환자의 머리를 한쪽으로 45도 돌린 상태에서 빠르게 환자를 뒤로 눕 힌다.

❸ 이 자세를 유지하며 눈동자의 움직임을 기록한다.

❹ 환자는 침대에 바로 눕는다.

❺ 환자의 머리를 빠르게 왼쪽으로 90도 돌려 눈동자의 움직임을 관찰 하고, 다시 정면을 보게 한 뒤 오른쪽으로 90도 돌려 관찰한다.

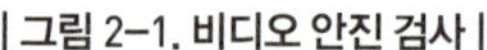

| 그림 2-1. 비디오 안진 검사 |

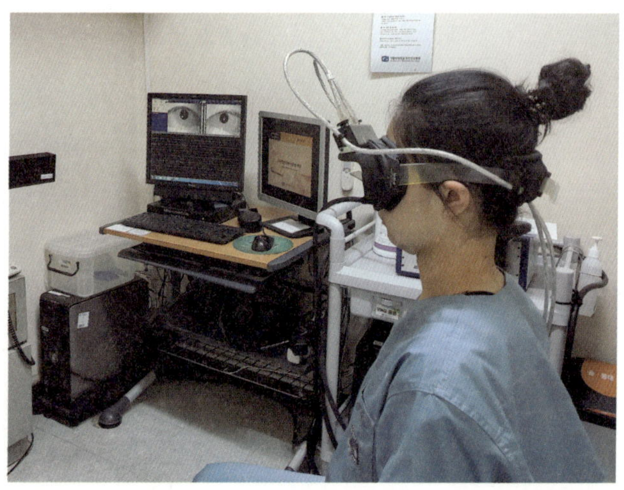

(2) 온도 안진 검사 Caloric test

귀에 체온과 다른 온도의 자극을 주면 실제로 머리를 회전시키는 것과 비슷한 반응이 전정 기관에서 일어납니다. 이 원리를 이용해 좌우의 기능 차이를 확인합니다. 일시적으로 어지럼증과 비슷한 증상이 유발될 수 있는데, 반응이 강하게 나타나는 것은 문제가 있다는 뜻이 아니라 전정 기관이 잘 작동한다는 뜻이며, 증상이 나타나지 않으면 기능 저하를 의심합니다. 힘들 수 있지만, 전정 기능을 정확히 평가할 수 있는 핵심 검사입니다.

❶ 환자의 귀 안으로 따뜻하거나 차가운 공기 또는 물을 주입한다.

❷ 그에 따라 나타나는 눈동자의 움직임을 관찰한다.

| 그림 2-2. 온도 안진 검사 |

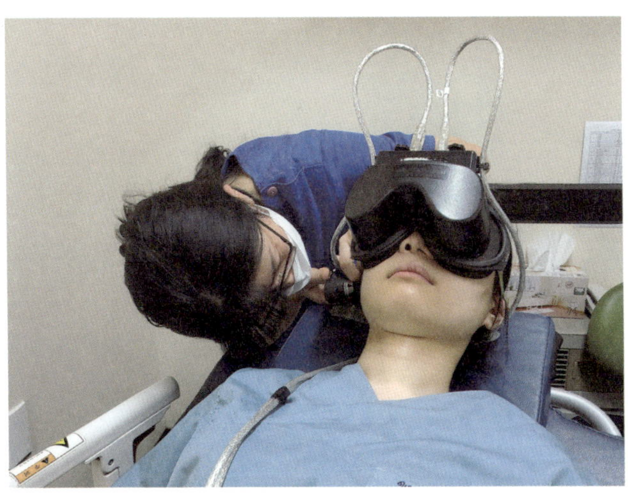

(3) 두부 충동 검사 Video Head Impulse Test(v-HIT)

머리를 순간적으로 빠르게 움직일 때 눈이 얼마나 잘 따라오는
지를 측정하여, 반고리관 3개의 기능을 개별적으로 평가합니다.
검사 시간이 짧고 환자의 불편감이 비교적 적습니다. 최근 많이
시행되는 간편하면서도 신뢰도 높은 검사입니다.

❶ 환자는 가벼운 고글을 착용한다.
❷ 환자의 머리를 짧고 빠르게 여러 방향으로 돌린다.
❸ 안구 반응을 카메라로 분석한다.

| 그림 2-3. 두부 충동 검사 |

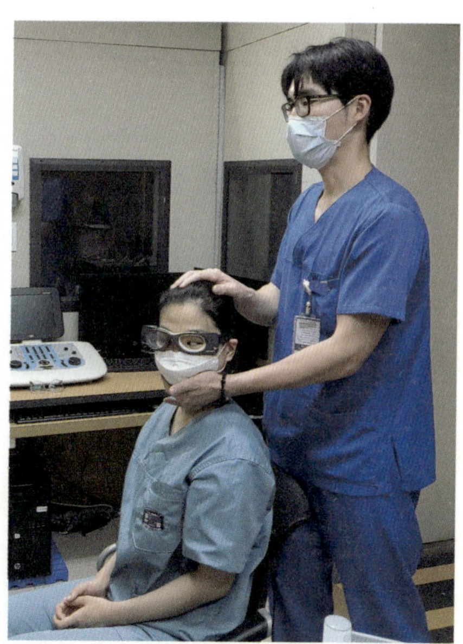

   한 권으로 파악하는 어지럼증의 모든 것

(4) 회전의자 검사Rotational Chair Test(RCT)

의자를 정밀하게 회전시켜 양쪽 전정 기관을 동시에 자극한 뒤 눈동자의 반응을 분석합니다. 양쪽 전정 기관이 전체적으로 얼마나 균형 있게 작동하는지를 평가하는 검사로, 만성 어지럼증 환자에게 특히 유용합니다.

❶ 환자는 어두운 방에서 특수 회전의자에 앉는다.

❷ 다양한 속도와 패턴으로 의자를 움직인다.

❸ 그에 따른 안구 반응을 기록한다.

| 그림 2-4. 회전의자 검사 |

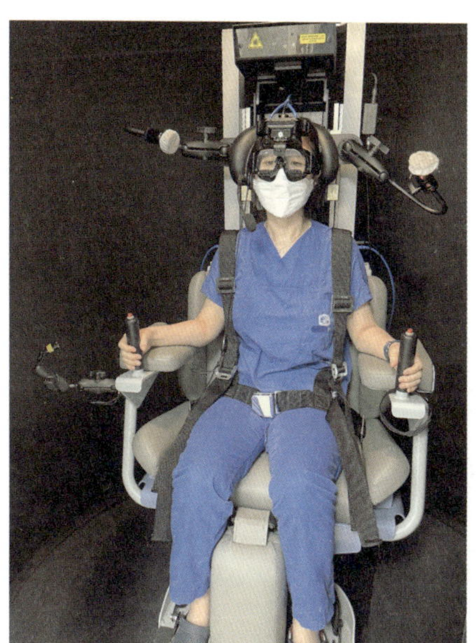

(5) 동적 자세 검사 Dynamic Posturography

균형을 유지하는 3대 축(시각, 전정, 체감각)이 실제 생활에서 어떻게 협력하는지를 평가합니다. 어지럼증이 실제 일상생활 균형에 얼마나 영향을 주는지, 그리고 환자가 어떤 감각에 더 의존하는지를 파악하면 재활 치료 계획을 세우는 데 큰 도움이 됩니다.

❶ 환자는 움직이는 발판 위에 서서 균형을 잡는다. 이때 넘어짐을 방지하기 위해 안전띠를 착용한다.

❷ 눈앞 화면이나 바닥을 여러 방식으로 흔든다.

| 그림 2-5. 동적 자세 검사 |

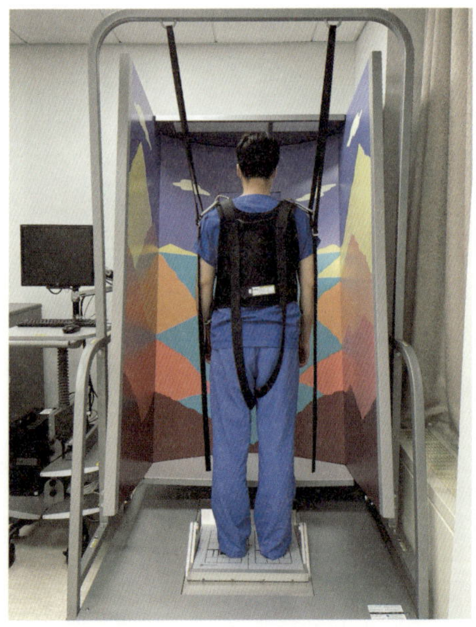

(6) 전정유발근전위 검사 Vestibular Evoked Myogenic Potential(VEMP)

소리 자극에 대해 이석 기관(난형낭과 구형낭)이 반응하면, 그 반응이 목이나 눈 주변 근육에 미세한 전기 신호로 나타납니다. 이를 측정하여 이석의 기능을 평가합니다. 통증이 거의 없고 비교적 간단한 검사로 메니에르병이나 이석 기관의 이상을 진단하는 데 유용합니다.

❶ 환자의 목이나 눈 주변에 작은 전극을 붙인다.

❷ 이어폰을 통해 소리 자극을 준다.

❸ 근육에서 발생하는 반응을 기록한다.

| 그림 2-6. 전정유발근전위 검사 |

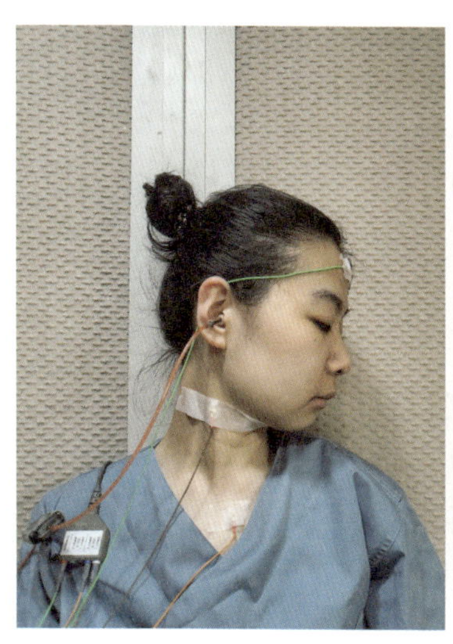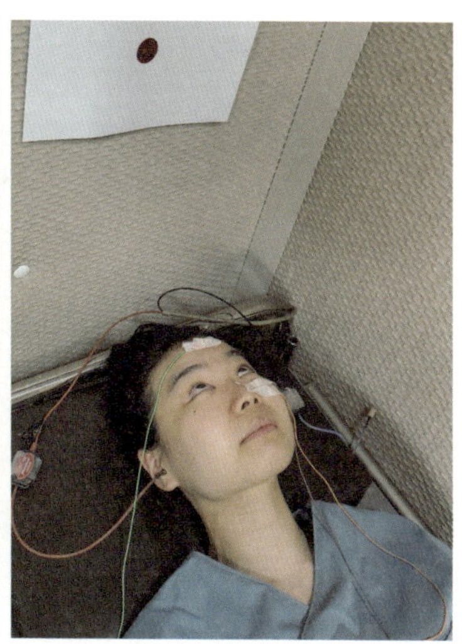

(7) 주관적 시수직 및 시수평 검사 Subjective Visual Vertical & Horizontal (SVV & SVH)

귀의 이석 기관은 중력을 감지하여 똑바로 선다는 것의 기준을 알려줍니다. 전정 기능에 불균형이 생기면, 환자는 수직선과 수평선이 한쪽으로 기울어져 보입니다. 이 검사는 주로 이석 기관의 기능과 뇌간의 중력 인식 경로를 평가하기 위해 시행합니다. 급성 전정 신경염이나 뇌졸중(뇌간 경색) 등을 감별하고 회복 정도를 파악하는 데 유용하게 쓰입니다.

❶ 어두운 화면 위에 환자가 직접 수직선이나 수평선을 만들어보게 한다.
❷ 실제 수평, 수직 기준과 얼마나 차이가 있는지 측정한다.

| 그림 2-7. 주관적 시수평 검사 |

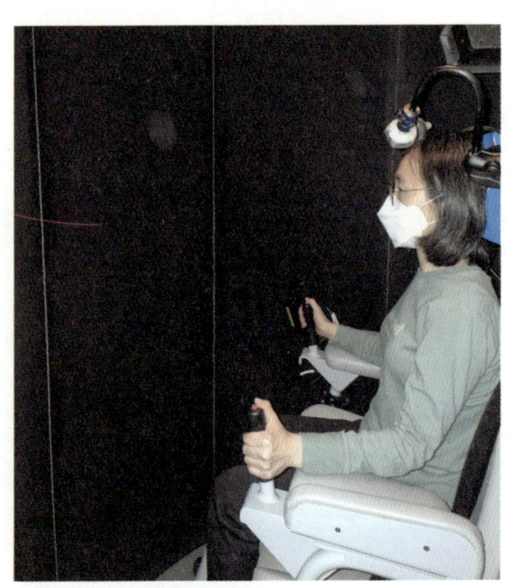

(8) 전기와우도 검사 Electrocochleography(ECoG)

소리 자극에 대한 달팽이관의 전기적 반응을 직접 측정하여, 달팽이관 내 림프액 압력의 이상을 평가합니다. 메니에르병의 진단과 경과 관찰에 매우 유용합니다.

❶ 환자의 외이도나 고막 근처에 작은 전극을 부착한다.

❷ 소리 자극을 준다.

❸ 달팽이관의 반응을 기록한다.

| 그림 2-8. 전기와우도 검사 |

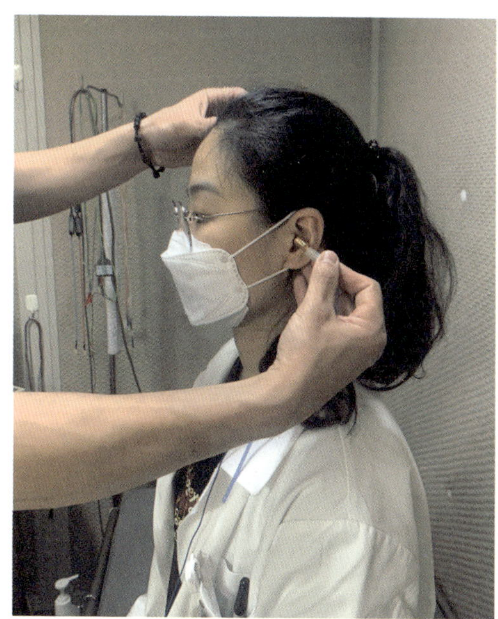

(9) 청성 뇌간 반응 검사Auditory Brainstem Responce(ABR)

소리 신호가 청신경과 뇌간으로 전달되는 과정을 뇌파로 측정하여 통증 없이 객관적으로 청각 신경 기능을 평가합니다. 신경 종양 등 귀 안쪽의 병변을 감별하는 데 중요한 검사입니다.

❶ 환자의 두피에 전극을 붙인다.

❷ 이어폰으로 소리 자극을 준다.

❸ 뇌파를 분석한다.

| 그림 2-9. 청성 뇌간 반응 검사 |

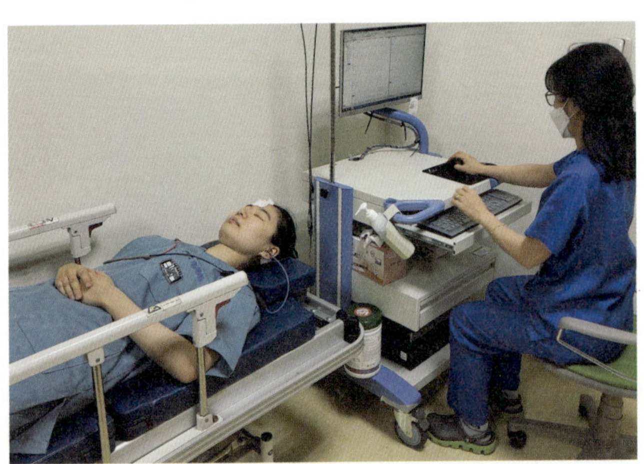

어지럼을 평가할 때는 먼저 전정 기능 검사와 청력 검사를 통해 어지럼의 원인이 귀와 전정 신경에 있는지를 확인합니다. 이 검사에서 이상이 발견되면 어지럼의 원인을 비교적 명확히 파악할 수 있습니다.

하지만 모든 어지럼이 귀에서 시작되는 것은 아닙니다. 전정 기능 검사 결과는 정상인데도 어지럼이 계속되거나, 증상의 양상이 귀 질환과 잘 맞지 않는 경우도 적지 않습니다. 이럴 때는 어지럼의 출발점이 뇌와 중추신경계(뇌 질환)에 있을 가능성을 함께 살펴보아야 합니다. 이 과정의 출발점은 특별한 장비보다도 의사의 눈과 손으로 이루어지는 뇌신경 진찰입니다.

뇌신경 검사는 기계를 사용하는 검사가 아니라, 환자의 반응과 움직임을 직접 관찰하는 신경학적 진찰입니다.

어지럼 환자를 진료하는 의사는 다음과 같은 점들을 특히 주의 깊게 봅니다.

❶ 눈이 부드럽게 움직이는가?

❷ 시선이 물체를 따라갈 때 시야가 2개로 보이지는 않는가?

❸ 말이 어눌해지거나 얼굴의 움직임이 비대칭적이지는 않은가?

❹ 혀와 목의 움직임이 자연스러운가?

❺ 서 있거나 걸을 때 몸의 중심을 잘 유지하는가?

이러한 진찰은 뇌간이나 소뇌처럼 균형과 자세를 담당하는 부위에 이상이 있는지를 짧은 시간 안에 가늠할 수 있는 중요한 단서가 됩니다. 특히 어지럼과 함께 말이 어눌해지거나, 복시가 나타나거나, 걸을 때 한쪽으로 몸이 자꾸 쏠린다면 귀 질환보다는 중추신경계 문제가 있을 가능성을 더 적극적으로 고려합니다.

5. 혈압과 맥박 검사

누워 있다가 일어설 때, 또는 오래 서 있을 때 어지럼이 심해진다면 귀나 뇌의 문제 외에도 혈압 조절 이상 여부를 함께 살펴봐야 합니다. 이때 중요한 것은 혈압뿐 아니라 맥박의 변화까지 확인하는 것입니다. 혈압이 크게 떨어지거나, 맥박이 적절히 조절되지 않으면 기립성 저혈압이나 자율신경 기능 이상을 의심할 수 있습니다.

혈압과 맥박 검사는 어지럼의 원인이 귀나 뇌인지, 아니면 순환과 자율신경 조절 불량인지를 구분하는 데 중요한 단서를 제공합니다.

❶ 환자가 누운 상태에서 혈압과 맥박을 측정한다.
❷ 환자를 일으켜 세운다.

❸ 1~3분 후 다시 혈압과 맥박을 측정한다.

일상적인 혈압 측정만으로는 어지럼의 원인을 충분히 설명하기 어려운 경우가 있습니다. 이럴 때 시행하는 검사가 기울임 검사tilt test입니다. 이 검사를 통해 자세 변화에 따른 혈압 저하와 맥박 반응, 즉 자율신경계의 조절 능력을 더 명확히 평가할 수 있습니다. 특히 어지럼과 함께 의식 소실이나 실신이 반복되는 경우, 기립성 저혈압이나 자율신경 이상이 의심될 때 유용하게 활용됩니다.

❶ 환자는 침대에 눕는다.
❷ 환자의 몸을 일정 각도로 서서히 세운 뒤, 혈압과 맥박의 변화를 지속적으로 관찰한다.

6. 영상 검사

(1) 영상 검사는 언제 실시할까?

신경과 진찰만으로 충분한 경우도 많지만, 다음과 같은 상황에서는 뇌 영상 검사가 필요합니다.

❶ 어지럼이 갑자기 시작되었고 매우 심한 경우

❷ 이전과 전혀 다른 양상의 어지럼이 나타난 경우

❸ 신경과 진찰에서 이상 소견이 발견된 경우

❹ 고령이거나 뇌졸중 위험 인자가 있는 경우

이럴 때 시행하는 검사가 뇌 영상, 즉 자기공명영상Magnetic Resonance Imaging(MRI) 혹은 컴퓨터 단층 촬영Computed Tomography(CT)입니다. 어지럼과 관련된 뇌 병변은 소뇌나 뇌간처럼 작고 깊은 부위에 위치하는 경우가 많아, CT보다 MRI가 더 적합한 경우가 많습니다. 특히 작은 뇌경색이나 초기 병변은 MRI에서만 확인되는 경우도 적지 않습니다.

물론 모든 어지럼증 환자에게 MRI가 필요한 것은 아닙니다. 뇌 질환이 의심될 때, 신경학적 이상이 동반될 때, 중이염, 미로염, 측두골 질환이 의심될 때 주로 시행합니다.

영상 검사는 전정 기능 검사와 함께 어지럼증의 원인을 확인하는 보조 수단입니다.

(2) 뇌 CT와 뇌 MRI, 무엇이 다를까?

뇌 CT는 검사 시간이 짧아 응급 상황에서 빠르게 시행할 수 있습니다. 특히 뇌출혈처럼 즉각적인 판단이 필요한 경우에는 CT를 먼저 시행하는 경우가 많습니다. 반면 뇌 MRI는 검사 시간이 더 오래 걸리지만, 뇌 조직을 훨씬 더 정밀하게 관찰할 수 있습니다. 어지럼증의 원인을 찾는 과정에서 MRI가 더 많은 정보를 제공하는 경우가 많습니다.

영상 검사 중에는 MRA와 CTA가 있습니다. 여기서 'A'는 혈관을 보는 검사Angiography라는 뜻입니다. MRI와 CT가 뇌 조직 구조를 확인하는 검사라면, MRA와 CTA는 조영제를 사용해 뇌혈관을 자세히 살펴보는 검사입니다. 어지럼 환자에서 뇌혈관이 좁아지거나 막히는 문제가 의심될 때는 이러한 혈관 영상 검사가 함께 시행되기도 합니다.

영상 검사의 목적은 병을 찾아내는 것도 있지만, 놓쳐서는 안 되는 요인이 없는지를 확인하는 데 있습니다. 검사 결과가 정상이라는 사실 자체가 어지럼증의 원인을 특정하는 중요한 정보가 되기도 합니다.

(3) 어지럼 검사에서 주의해야 할 점

어지럼을 평가할 때 가장 중요한 점은 한 가지 검사로 모든 것을 설명하려 하지 않는 것입니다.

전정 기능 검사는 귀의 문제를, 뇌신경 진찰과 영상 검사는 중추신경계 문제를, 혈압·맥박 평가와 기울임 검사는 자율신경과 순환 문제를 각각 살펴봅니다. 전정 기능 검사에서 시작해 신경과 진찰과 영상 검사, 필요한 경우 혈압과 자율신경 평가까지 이어지는 과정은 어지럼의 원인을 단계적으로 찾아가는 길입니다. 이 과정을 통해 막연한 불안을 줄이고, 정말 필요한 치료를 받을 수 있습니다.

검사 전 꼭 알아두어야 할 점은 다음과 같습니다.

❶ 검사 전 며칠간 어지럼 약을 중단해야 할 수 있습니다.

❷ 일부 검사는 일시적으로 어지럼을 유발할 수 있습니다.

❸ 대부분 검사는 안전하며 후유증을 남기지 않습니다.

❹ 검사 중 불편하면 언제든 검사자에게 알릴 수 있습니다.

"어지럼의 이해와 진단 검사" 정리

➕ 어지럼 증상을 설명할 때는 정확하게 표현하는 것이 중요합니다. 어떤 식으로, 얼마나 오랫동안, 얼마나 자주, 어떤 상황에서 어지러운지, 어떤 증상이 함께 나타나는지를 잘 기억해두어야 합니다.

➕ 전정 기능 검사는 눈동자의 움직임을 분석하는 방식으로 이루어집니다. 그 외에 평형 기관의 문제를 파악하기 위해 안구 운동 검사, 온도 안진 검사, 두부 충동 검사, 회전의자 검사, 동적 자세 검사, 전정유발근전위 검사, 주관적 시수직 및 시수평 검사, 전기와우도 검사, 청성 유발 뇌간 반응 검사 등 다양한 검사를 시행합니다.

➕ 신경 기능 검사는 어지럼이 뇌나 중추 신경계 질환과 관련이 있는지 확인하기 위한 검사입니다. 의사가 직접 눈의 움직임, 팔다리의 힘과 감각, 보행 상태 등을 진찰하는 것이 매우 중요합니다. 또한 증상에 따라 혈압과 맥박을 측정하거나, 기립(기울임) 검사를 추가로 시행할 수 있습니다.

➕ 영상 검사 중 CT는 검사 시간이 짧아 응급 상황에 많이 쓰이며, MRI는 검사 시간이 긴 대신 정밀한 관찰이 가능하다는 장점이 있습니다.

제3부

귀에서 시작되는 어지럼

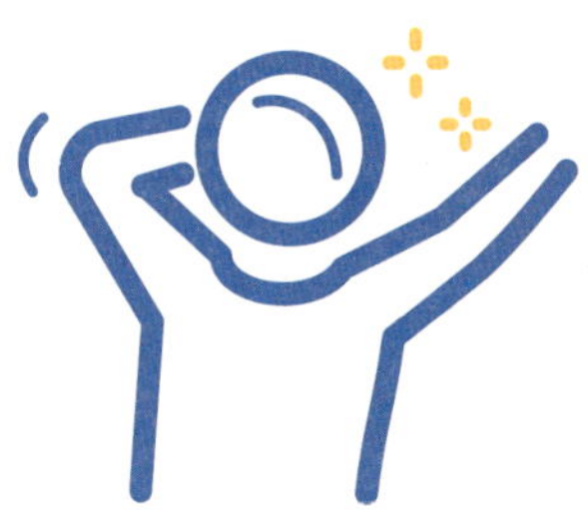

여러 질환이 어지럼을 일으킬 수 있습니다. 제3부에서는 귀에서 어지럼을 일으키는 대표적인 질환인 전정신경염, 메니에르병, 이석증이 어떤 병이고 어떻게 치료해야 하는지 이야기합니다. 또한 돌발성 난청과 청신경 종양에 대해서도 설명합니다.

1장

전정 신경염: 귀가 걸리는 감기

전정 신경염은 전정과 세반고리관을 뇌와 연결하는 전정 신경의 염증으로 인한 질환입니다. 전정 신경염이 발병하면 갑작스럽게 신경 기능을 일부 또는 완전히 잃습니다. 이로 인해서 양측 전정 기능에 불균형이 생기고, 심한 회전성 어지러움, 안진, 구토, 메스꺼움 등이 수일 이상 지속됩니다.

전정 신경이 존재하는 내이도에는 안면 신경과 청신경도 존재합니다. 전정 신경염은 안면 신경이 망가져서 생기는 안면 신경 마비나 청신경이 망가져서 생기는 돌발성 난청Idiopathic Sudden Sensorineural Hearing Loss과 유사한 질환이라고 할 수 있습니다.

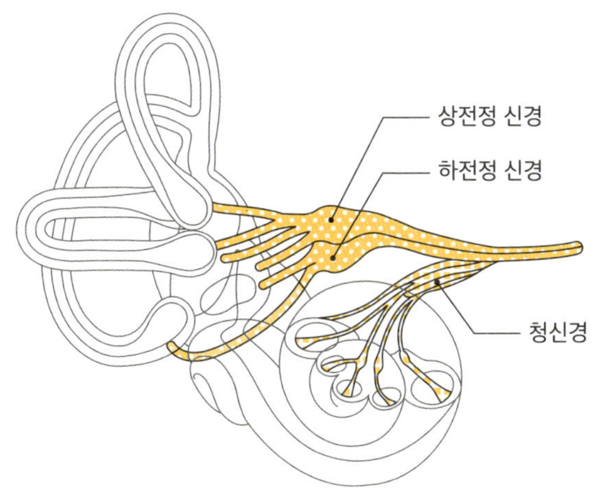

1. 전정 신경염의 증상과 원인

전정 신경염 환자가 이야기하는 어지럼증은 다음과 같습니다. "갑자기 빙글빙글 도는 어지럼이 시작되더니 어지럼이 가시질 않는다. 몸이 한쪽으로 기울고 쓰러진다. 식사를 못 한다. 눈을 뜰 수가 없다. TV나 컴퓨터 모니터를 보기가 불편하고 독서를 하기도 힘들다. 운전이 어렵고 걷다가 이리저리 넘어질 것 같다."

전정 신경염이 생기면 눈동자가 벌벌 떨리는 자발 안진Spontaneous Nystagmus이 나타나 눈을 뜨지 못할 정도로 어지럼이 심하게 느껴지고 사물을 제대로 바라보기 어렵습니다. 염증이 생긴 쪽으로 몸이 기울어져 쓰러질 것 같은 느낌을 받다가 심한 어지럼과 구역, 구토가 며칠 동안 계속됩니다. 이렇게 증상이 심한 경우, 즉 구역감이나 구토가 심해서 식사를 하지 못하거나, 독립적으로 일상생활을 하기 불편할 정도라면 잠시 입원 치료를 받는 것도 좋습니다. 전정 신경염의 어지럼은 하루 종일에서 수일 동안 계속되다가 일주일가량 지나면 걸을 수 있을 정도가 되고 1~3개월 전후로 대부분 완전히 회복됩니다.

전정 신경염은 안면 신경이 망가져서 생기는 안면 신경 마비 또는 청신경이 망가져서 생기는 돌발성 난청과 유사하고, 질환의 원인도 비슷합니다. 전정 신경염의 첫 번째 원인은 바이러스 감염입니다. 남녀 차이는 없으며 기온 변화가 심한 환절기에 빈발합니다. 전정 신경염이 발병하기 수일에서 수주 전에 상기도 감염을 겪은 환자가 흔합니다. 환자가 빈번하게 발생하는 곳이 일정 지역에 국한되어 있기도 합니다. 내이도 신경염 발병 시 수술로 병변을 열어 확인했을 때 바이러스가 검출된다면 바이러스 감염의 증거가 됩니다.

두 번째 원인은 허혈, 즉 혈액 순환 장애입니다. 전정 기관이 혈행 공급(전정 동맥)을 제대로 받지 못하기 때문에 손상이 발생해 신경염이 생기는 것입니다. 특히 당뇨, 고혈압과 관련되어 나타나며, 눈, 귀, 신장과 손끝, 발끝 중 혈액 순환이 좋지 않은 곳이 망가지는 것과 같은 원리라고 설명하기도 합니다.

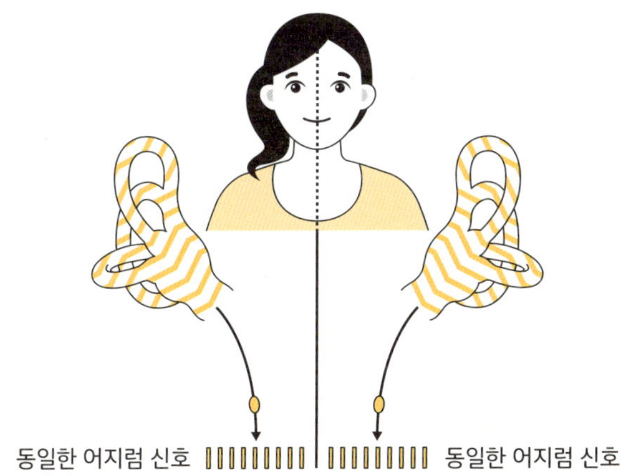

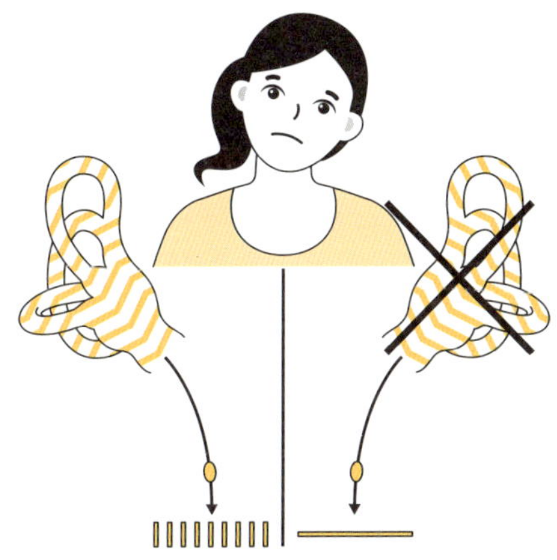

전정 신경염이 생긴 귀 쪽으로 몸이 기우는 느낌을 받습니다.

먼저 환자에게 어지럼이 발생한 상황을 자세히 물어봅니다. 언제 어지럼이 발생했는지, 얼마나 심한지, 얼마 동안 지속되는지, 그리고 무슨 일을 하다가, 무슨 동작을 취하다가 생겼는지 등을 물어봅니다. 의식 소실은 없었는지, 손발이나 다리의 마비, 감각 저하, 두통, 흉통, 시야 변화 등이 있는지도 확인합니다. 어지럼의 양상은 어떤지, 구역이나 구토가 얼마나 심한지, 걸을 수는 있는지, 청력의 변화가 있는지도 상세하게 물어봅니다.

또한 외상, 고혈압·당뇨·뇌 병변 혈관 질환, 복용하는 약에 관해서도 알아보고 근래에 찍은 뇌 CT나 MRI 등의 결과도 확인합니다. 고막과 청력 상태도 기본적으로 검사합니다. 그 자리에서 비디오 안진 검사를 시행해서 안진을 관찰하고 어지럼이 나타나는지를 살펴봅니다.

과거에는 안진을 관찰하기 어려웠지만 지금은 안경처럼 생긴 검사 도구인 비디오 안진 검사기를 눈에 쓰고 여러 자세로 눕거나 돌아누우면서 어지럼이 생기는 것을 관찰할 수 있습니다. 어느 세반고리관에 이상이 있는지, 증상이 얼마나 심한지도 확인할 수 있습니다.

비디오 안진 검사는 전정 신경염이나 이석증을 빠르게 진단해서 치료를 진행할 수 있게 해주는 중요한 검사입니다. 다른 추가 검사들은 비용이 더 들고 검사 대기 기간이 길어서 치료 시작까지 시간이 걸리는 단점이 있습니다. 하지만 평형 담당 기능이 저

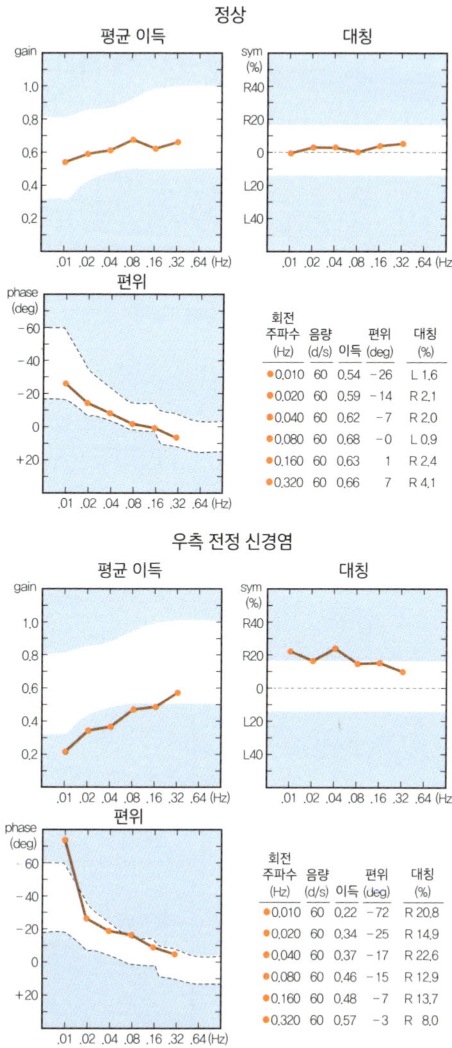

회전 주파수 (Hz)	음량 (d/s)	이득	편위 (deg)	대칭 (%)
● 0.010	60	0.54	− 26	L 1.6
● 0.020	60	0.59	− 14	R 2.1
● 0.040	60	0.62	− 7	R 2.0
● 0.080	60	0.68	− 0	L 0.9
● 0.160	60	0.63	1	R 2.4
● 0.320	60	0.66	7	R 4.1

회전 주파수 (Hz)	음량 (d/s)	이득	편위 (deg)	대칭 (%)
● 0.010	60	0.22	− 72	R 20.8
● 0.020	60	0.34	− 25	R 14.9
● 0.040	60	0.37	− 17	R 22.6
● 0.080	60	0.46	− 15	R 12.9
● 0.160	60	0.48	− 7	R 13.7
● 0.320	60	0.57	− 3	R 8.0

우측 전정 신경염 환자 검사 결과에서 우측 회전의자 검사 이상이 관찰됩니다. 한쪽 평형 담당 기능이 손상된 전정 신경염에서는 회전의자 검사상 일측 전정 기능 편위, 일측 평형 담당 기능의 저하 등이 나타납니다. 위나 아래로 치우치지 않고 흰 배경 안으로 결과 값이 들어와야 정상입니다.

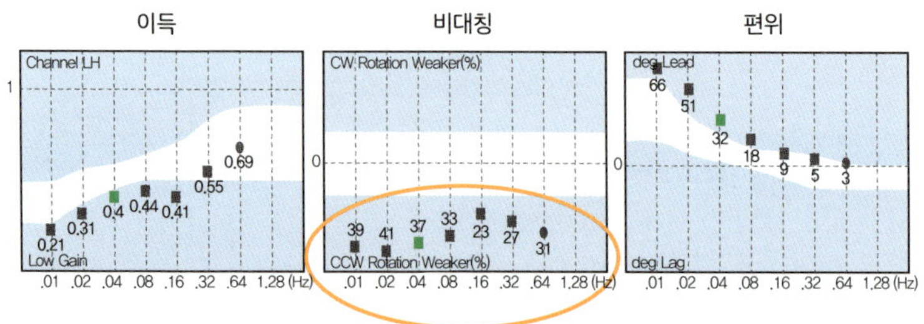

좌측 전정 신경염 환자 검사 결과에서 한쪽으로 치우친 비대칭 반응이 관찰됩니다.

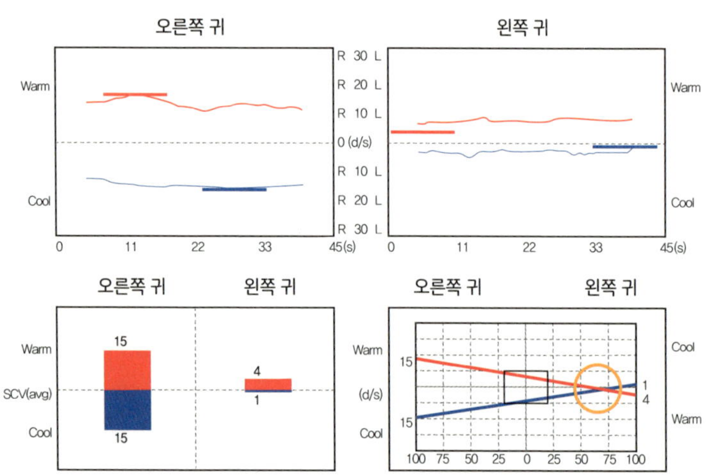

좌측의 반응이 감소해서 좌측 전정의 기능 저하가 있음을 확인할 수 있습니다. 이는 전정 신경염의 검사 결과로 71% 기능 저하가 나타난 경우입니다.

하된 정도와 회복된 정도 등을 판단하기 위해서는 다양한 검사가 필요합니다. 각종 기능 검사를 통해 오른쪽, 왼쪽 전정 기능의 차이를 측정할 수 있으며 전정 신경염의 진단에 도움이 됩니다.

먼저 회전의자 검사를 시행해보면 한쪽의 평형 담당 기능이 저하된 것을 관찰할 수 있습니다. 또 다른 검사인 온도 안진 검사는 양쪽 외이도에 각각 온도 차가 있는 바람이나 물을 넣어 양쪽 귀에서 어지럼을 일으키고 전정 기능을 측정하는 검사로, 전정 신경염을 가장 정확하게 진단합니다. 또 전정유발근전위 검사를 시행해보면 온도 안진 검사와 같이 병변쪽 전정 기능의 저하를 확인할 수 있습니다.

| 도표 3-4. 전정유발근전위 검사 결과지 |

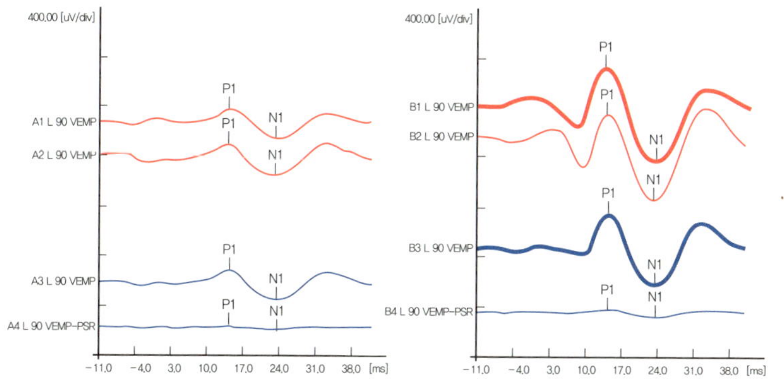

좌측 전정 신경염 환자의 검사 결과에서 좌측의 반응이 우측에 비해 저하된 것이 관찰됩니다.

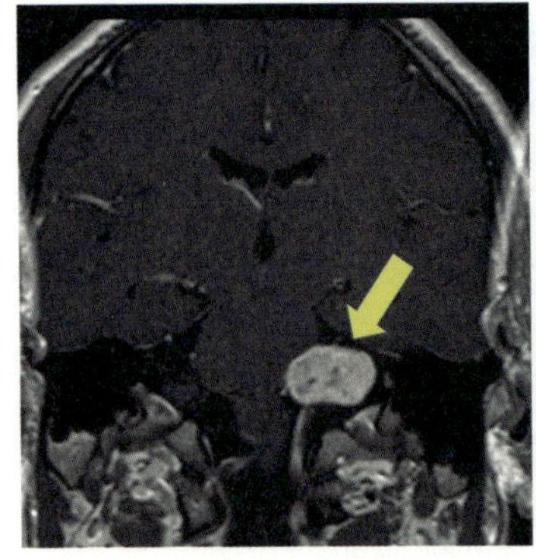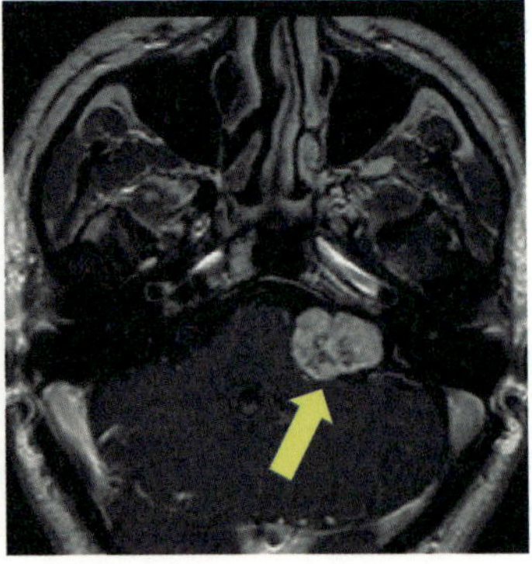

뇌종양 · 청신경 종양 감별은 물론이고 혹시 모를 뇌 질환, 뇌혈관 질환 등을 확인하기 위해서라도 뇌 MRI 검사가 필요합니다.

3. 전정 신경염의 진행 경과 및 치료

심한 어지럼을 겪은 환자의 약 70%가 일주일 이내에 증상이 호전됩니다. 신체 동요 및 주관적인 불편은 환자의 약 60%가 3개월간, 50%가 1년간, 25%는 5년 이상 느끼기도 합니다. 자발 안진은 발병 후 1개월이면 현저히 감소하지만, 안진 검사상으로는 1년이 지나도 환자의 10~50%에서 여전히 나타납니다. 온도 안진 검사를 해보면 발병 후 약 1년이 지났을 때 56%가 완전 정상화, 29~30%는 부분적인 회복, 9~22%는 반사 소실 상태로 관찰되며 3~5년이 경과하면 거의 모든 환자가 회복합니다.

이러한 회복 과정은 안면 신경 마비의 회복 과정과 비슷합니다. 안면 신경 마비 환자의 얼굴은 대부분 시간이 지나면 정상으로 돌아옵니다. 하지만 장기간 혹은 영구적인 안면 신경의 기능 저하 및 합병증으로 어려움을 겪는 환자도 있습니다. 이와 마찬가지로 전정 신경염 환자도 1년 내에 60% 이상이 전정 기능이 완전히 회복되지만, 일부 환자에게는 어지럼 불균형이 남아 있습니다. 전정 신경병증은 환경 및 환자의 상태에 따라 악화와 호전을 반복하면서 후유증을 남기기도 합니다.

전정 신경염 초기의 주요한 치료제는 스테로이드로, 망가진 신경의 회복을 위해서 쓰는 약입니다. 스테로이드 복용 시 나타날 수 있는 위장관 장애가 걱정된다면 입원하여 스테로이드 주사 처방을 받아도 됩니다. 다만 모든 스테로이드가 그렇듯 얼굴이 벌개지고 당이 오르며 밥맛이 좋아지고 살이 찌는 등의 부작용을 감수해야 합니다.

또 다른 치료제는 항바이러스제입니다. 바이러스 감염으로 인한 전정 신경염에 사용되며, 약을 복용하는 것과 주사를 맞는 것 모두 가능합니다. 감염된 바이러스 종류에 따른 치료 방법이 정교해지면 항바이러스제의 위력이 높아지리라 생각합니다.

어지러운 증상을 완화하기 위해 전정 기능 억제제를 사용할 수도 있습니다. 전정 기능 억제제는 중추계의 보상을 저해할 수 있으므로 필요에 따라 단기간 복용하는 것이 좋습니다.

신경안정제, 어지럼 약 등은 적게 쓰면 어지럼이 조절되지 않고 많이 쓰면 졸리거나 무력감이 생기며 중독성이 심해질 수 있어서 중용을 지키는 것이 현명합니다. 이때 중추계의 보상을 '전정 보상'이라고도 합니다. 자세한 내용은 제7부를 참고하시기 바랍니다.

처음 어지럼이 발생하고 일주일 정도 지나면 어지럼은 대부분 사라집니다. 입원을 했다면 퇴원하고 이후에는 약물 치료를 줄이면서 전정 재활을 시작합니다. 이 시기에는 자발 안진이 멈추고 어지럼이 감소하지만, 운전을 하거나 걸을 때 매우 주의해야 합니다. 전정 재활 운동은 목표를 잘 주시할 수 있도록 하고 평형을 유지하는 능력을 향상합니다.

4. 자가 측정 방법

다음은 어지럼 정도를 직접 측정해볼 수 있는 설문지입니다. 점수가 높을수록 어지럼 정도가 높은 것입니다(한규철 등, 〈한국어 번역판 어지럼 척도 표준화 연구〉.《대한 평형의학회지》. 제3권 2호. 2004; 307-25).

이 설문지의 목적은 어지럼으로 인한 증상 때문에 당신이 경험하는 어려움을 파악하는 것입니다. 각 항목에 대해 '항상', '가끔', '없다'로 답변해주십시오.	총 100점 • P: 신체적(28점) • E: 감정적(36점) • F: 기능적(36점)

		항상 (4)	가끔 (2)	없다 (0)
P1	위를 쳐다보면 증상이 심해집니까?			
E2	증상 때문에 좌절감을 느낍니까?			
F3	증상 때문에 출장 또는 여행에 제한을 받습니까?			
P4	슈퍼마켓이나 시장 통로를 걸어가면 증상이 심해집니까?			
F5	증상 때문에 잠들거나 깨는 것이 어렵습니까?			
F6	증상 때문에 외식, 모임 참석 등의 사회생활에 제한을 받습니까?			
F7	증상 때문에 글을 읽는 것이 어렵습니까?			
F8	운동, 춤, 청소나 설거지와 같은 몸을 더 움직여야만 하는 일을 할 때 증상이 심해집니까?			
E9	증상 때문에 혼자 외출하는 것이 두렵습니까?			
E10	증상 때문에 다른 사람들 앞에서 당황한 적이 있습니까?			
P11	머리를 빨리 움직이면 증상이 심해집니까?			
F12	증상 때문에 높은 곳을 피합니까?			
P13	잠자리에서 돌아누울 때 증상이 심해집니까?			
F14	증상 때문에 집안일을 하기가 어렵습니까?			
E15	증상 때문에 다른 사람들에게 술에 취했다고 오해를 받을까 걱정됩니까?			
F16	증상 때문에 혼자 산책하는 것이 어렵습니까?			
P17	길을 따라 걸을 때 증상이 심해집니까?			
E18	증상 때문에 집중하기가 어렵습니까?			
F19	증상 때문에 어두운 밤에 집 주변을 걸어 다니는 것이 어렵습니까?			
E20	증상 때문에 집에 혼자 있는 것이 걱정됩니까?			

E21	증상 때문에 스스로 장애가 있다고 느낍니까?			
E22	증상 때문에 가족이나 친구들과의 대인 관계에 스트레스를 느낍니까?			
E23	증상 때문에 우울합니까?			
F24	증상 때문에 직장 일이나 집안일에 지장을 받습니까?			
P25	몸을 굽히면 증상이 심해집니까?			

5. 전정 신경염 환자가 일상생활에서 실천해야 할 것

❶ 스트레스를 받는 상황을 피해 적당한 휴식과 수면을 취하세요.

❷ 염분 섭취를 줄이고 고혈압이 있으면 적절히 조절하세요.

❸ 과로, 과음을 피하고 커피, 콜라, 담배 등 신경 자극 물질을 피하세요.

❹ 혈액 순환이 원활해지도록 매일 운동하세요.

❺ 과도한 진정제, 수면제 복용을 피하세요.

(고령인 경우 어지럼이 일시적으로 호전되는 진정제를 장기간 복용하기도 합니다. 이렇게 약물을 오남용하면 오히려 어지럼 질환을 치료하지 못하고 약물에 의존하게 되며, 만성적인 전정 기능 억제 상태나 기능의 불균형으로 이어지므로 주의해야 합니다.)

❻ 어지럼이 생기는 이유를 이해하고 검사를 통해 위험한 요인이 없다는 것을 확인하면 두려워하지 말고 의사의 조언과 처방을 따르세요.

"전정 신경염" 정리

➕ 한쪽 전정 신경의 기능이 저하되어 장기적인 어지럼과 안진이 나타납니다.

➕ 갑자기 어지럼이 시작되거나 장기간 지속될 때, 몸이 한쪽으로 기울고 쓰러질 때, 심한 어지럼과 구토가 계속되어 식사를 못 할 때, 자발 안진이 나타나서 눈을 뜰 수가 없거나 TV, 컴퓨터, 책을 보기 어려울 때와 같이 증상이 심할 경우에는 운전 혹은 보행 시 발생할 수 있는 사고를 조심해야 합니다.

➕ 초기에는 안정제를 투여하여 증상을 완화한 후 전정 재활 운동을 통해 어지럼에 적응하도록 합니다.

➕ 심한 어지럼이 며칠간 지속될 경우에는 입원하여 치료받는 것이 원칙입니다.

➕ 전정 신경염 초기 주요한 치료제는 스테로이드제와 항바이러스제입니다.

2장

메니에르병: 달팽이관의 고혈압

1. 메니에르병이란

메니에르병Meniere's Disease이란 귀 먹먹함, 저음역 난청, 이명, 발작적 어지럼 등 4가지 증상이 나타나는 내이 질환입니다. 이 질환은 주로 한쪽 귀에만 생기지만, 양쪽 귀에서 동시에 발생할 수도 있으며 40대 전후의 연령층에서 가장 많이 나타납니다.

어지럼은 강한 회전감과 몸의 휘청거림, 속이 메스껍거나 토하는 증상을 동반하며 20분에서 길게는 12시간까지 지속됩니다. 병변이 있는 귀의 이명과 먹먹함 증가는 갑작스러운 청력 저하 및 어지럼 발작의 전조 증상일 수 있습니다.

메니에르병 환자는 귀가 먹먹하여 답답하다, 청력이 떨어진 것 같다고 자신의 증상을 설명합니다. 이명을 호소하기도 하며 스트레스나 과로 때문에 증세가 심해지는 것 같다고도 말합니다. 과거에 비슷한 증세가 있었다고 이야기하는 환자도 많습니다. 이처럼 어지럼 없이 나타나는 증상을 가볍게 여기고 지나치는 경우가 많은데, 난청이 있는 곳에 이명이 있고 청력이 망가지는 곳에 귀울림이 있으니 주의해야 합니다. TV, 라디오, 전선이 망가지면 잡음이 나는 것과 같은 이치입니다.

어지러울 때는 자율신경계가 영향을 받습니다. 이때 생기는 증상으로는 "속이 느글거린다, 토할 것 같다, 체한 것 같다, 안면이 창백해지고 식은땀이 난다, 심장이 두근두근하다" 등이 있습니다. 심한 구토로 탈수 증상이 일어나고 식사가 어려우며, 심한 경우 사례가 들기도 합니다.

이런 때는 잠시 입원 치료를 받는 것도 좋은 방법입니다. 메니에르병이 자율신경계뿐만 아니라 소리를 듣는 달팽이관에도 영향을 미칠 수 있기 때문에 이비인후과 상담과 자세한 검사가 필수입니다. 증상은 식이 조절, 이뇨제 등으로 호전되었다가도 저음역 청력이 떨어지면서 반복적으로 재발합니다.

청력이 계속 저하되면 달팽이관, 즉 청각 기관의 영구적인 손상으로 이어져 청력을 회복하기 어려워집니다. 이후 청력 저하가 저음역부터 중간 주파수와 고음역까지 진행되어 청력이 전체적으로 손상되기 시작합니다. 설상가상으로 청력이 망가지면서 어지럼이 더 심해지기도 합니다.

3. 메니에르병의 기전

프랑스의 프로스페르 메니에르 박사는 1838년부터 파리 국립농아연구소장을 지내며 수많은 환자를 관찰했습니다. 당시 의학계는 어지럼의 원인을 무조건 '뇌의 이상'으로 단정했습니다. 하지만 메니에르는 뇌와 소화기에 이상이 없고 고막도 정상인 사람들이 극심한 어지럼과 구토, 난청을 겪는 것을 보며 의구심을 가졌습니다.

그러던 어느 추운 겨울밤, 마차를 타고 이동하다 갑자기 귀가 전혀 들리지 않게 된 소녀가 메니에르를 찾아왔습니다. 소녀는 심한 어지럼과 구토에 시달리다 5일 만에 안타깝게 세상을 떠났습니다. 메니에르는 소녀를 부검했으나 뇌와 척수에서는 아무런 이상을 찾지 못했습니다. 그러나 내이를 세밀히 관찰한 결과 세반고리관에 가득 고인 붉은색 혈액 삼출물을 발견했습니다.

이 발견은 어지럼 분야의 역사적 전환점이 되었습니다. 메니에르는 어지럼의 원인이 뇌가 아닌 내이의 병변에 있을 수 있다는 혁신적인 연구 결과를 발표했고, 이후 이비인후과 의사들은 그의 이름을 따 발작적 어지럼 증상이 나타나는 이 질환을 '메니에르병'이라 부르기 시작했습니다.

 ## 고흐도 메니에르병 환자였을까?

빈센트 반 고흐는 별과 밤하늘이 빙글빙글 도는 듯한 그림인 〈별이 빛나는 밤에〉(1889)로 유명한 화가입니다. 당시 그는 측두엽 간질 또는 정신병 진단을 받았지만, 아렌버그 등 몇몇 후대 연구자들은 그가 극심한 이명과 어지럼 및 구토를 동반한 메니에르병을 앓았을 가능성이 크다고 봅니다. 만약 이것이 사실이라면 고흐는 평생 원인 모를 고통에 시달리며 잘못된 치료를 받았던 셈입니다.

고흐가 자신의 귀를 자해한 사건은 유명한데, 당시 사람들은 고흐가 미쳐서 귀를 잘랐다고 생각했습니다. 그러나 현대 의사들은 고흐의 자해가 귀에서 계속 들리는 끔찍한 소음, 즉 참을 수 없는 이명과 압박감을 물리적으로 제거하고 싶어 하는 메니에르병 환자들의 극단적인 심리 상태가 반영된 결과라고 추측합니다.

고흐의 편지에는 발작이 오지 않을 때는 매우 명료하게 그림을 그리고 소통했다는 기록이 많습니다. 이는 증상이 주기적으로 갑자기 나타났다가 사라지는 메니에르병의 특징과 부합합니다. 고흐 스스로도 자신의 병을 "폭풍처럼 왔다가 사라지는 것"으로 묘사하곤 했습니다. 물론 고흐의 증상을 설명하는 다른 요소로 측두엽 간질, 조울증(양극성 장애) 및 조현병, 납 중독, 압생트(알코올) 중독, 영양 불균형 등을 꼽는 의견도 있습니다.

종합하여 보면, 고흐는 메니에르병을 주축으로 여러 질환을 겪으면서 증상이 악화되었을 수 있습니다. 결과적으로 고흐가 귀를 자른 행위가 단순한 정신병적 발작이 아니라 귀 내부의 신체적 고통을 멈추려는 절박한 시도였을 수 있다는 점에서는 메니에르병 가설이 시사하는 바가 큽니다.

내이에는 내림프액이라는 액체가 흐르며 순환합니다. 메니에르병은 이 액체의 순환이 원활하지 않아 압력이 높아지면서 발생합니다. 이로 인해 내이가 부풀어 오르는 상태를 내림프 수종 Endolymphatic Hydrops이라고 합니다.

이 현상은 '귀 고혈압'에 비유할 수 있습니다. 혈압이 높을 때 음식을 싱겁게 먹어야 하는 것처럼, 내림프 수종 역시 소금(나트륨), 설탕, 카페인을 과도하게 섭취하는 식습관과 밀접한 관련이 있기 때문입니다.

내림프 수종 증상은 달팽이관이 부푸는 정도에 따라 달라질 수 있습니다.

| 그림 3-5. 내림프 수종 |

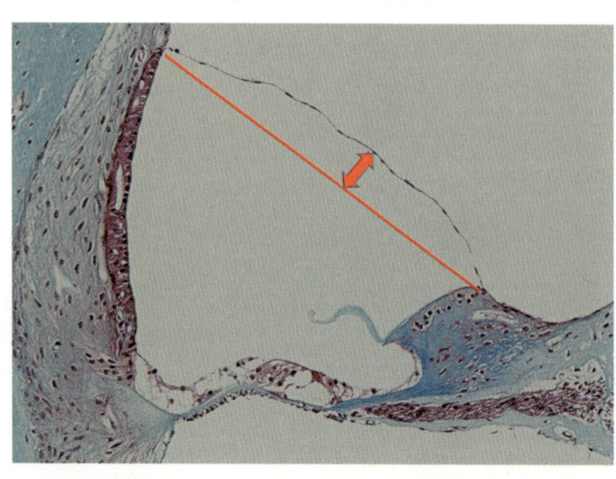

내림프 수종은 달팽이관의 중간계가 부풀어 올라서 압력이 높아진 상태를 말합니다.

| 그림 3-6. 정상 상태와 메니에르병 상태 비교 |

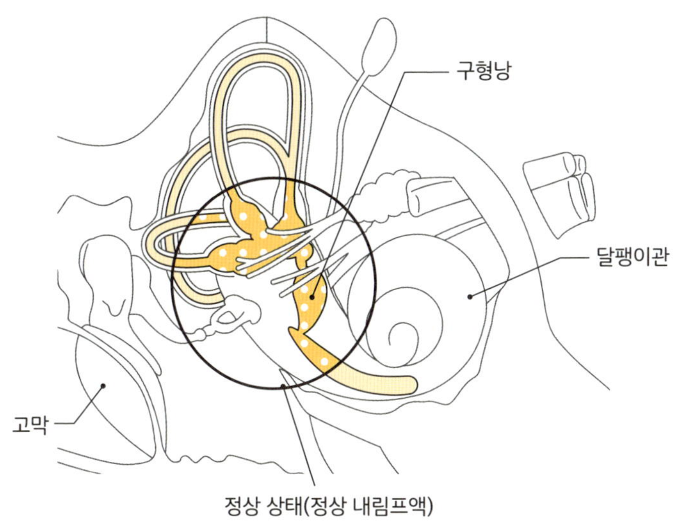

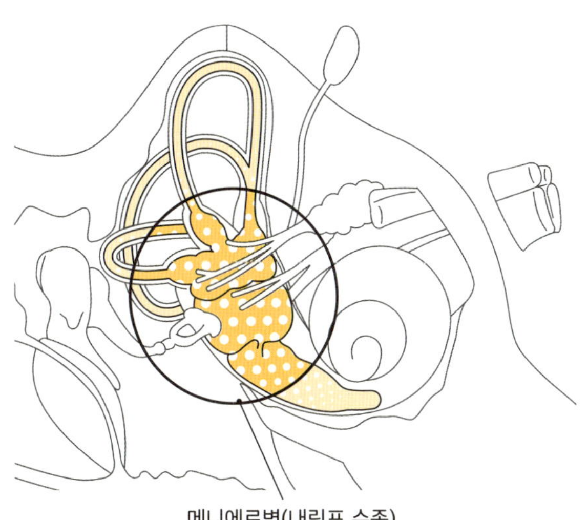

내림프액이 흐르는 평형 기관과 달팽이관이 정상 상태에 비해 팽창되어 있습니다.

❶ 초기: 귀가 먹먹하고 물이 찬 느낌이 든다.

❷ 중기: 압력이 더 높아져 수종이 심해지면서 청력이 눈에 띄게 떨어진다.

❸ 발작기: 달팽이관이 터질 듯한 상태가 되거나, 실제로 터진다. 이 경우 뇌는 극심한 혼란을 느끼고 심한 회전성 어지럼과 구토가 발생한다.

이 외에도 혈액 순환 장애, 바이러스 감염, 갑상선 기능 저하, 스트레스 등이 내림프액 순환에 영향을 주어 메니에르병이 발병 및 악화할 수 있습니다.

5. 메니에르병의 진단

메니에르병은 병의 진행 단계에 따라 검사 결과가 변하므로, 여러 검사를 통해 상태를 종합적으로 판단합니다.

(1) 순음 청력 검사 Pure Tone Audiometry(PTA)

저음부터 고음까지 모든 주파수 영역의 청력을 확인하는 검사입니다. 메니에르병의 초기 증상인 급성 저음역 난청은 순음 청력 검사상 저음역 영역(125, 250, 500Hz)의 청력 소실이 30dB 이상인 것으로 나타납니다. 이때 고음역 영역(4000, 6000, 8000Hz)의 청력은 정상일 수 있습니다. 급성 저음역 난청 및 청력 저하가 심해지면 메니에르병으로 발전하며 증상이 악화됩니다.

(2) 전기와우도 검사

달팽이관의 내부 압력을 직접 측정합니다. 정상 수치는 0.2 이하이며, 0.35~0.38 이상이면 내림프 수종(귀 고혈압), 즉 메니에르병을 의심할 수 있습니다. 각 병원 전정 검사실의 기준에 따라 정확한 수치는 약간씩 다를 수 있습니다.

(3) 전정유발근전위 검사

달팽이관과 연결된 전정의 압력과 좌우 평형 담당 기능을 확인합니다. 메니에르병 초기에는 전정 자극으로 인해 측정값이 높아졌다가 병이 진행되면서 전정 소실로 다시 떨어집니다.

(4) 세반고리관 기능 검사(온도 안진 검사)

한쪽 세반고리관의 기능 저하 여부를 파악하여 병의 진행 정도를 확인합니다. 메니에르병이 상당히 진행된 경우 세반고리관 기

| 그림 3-7. 메니에르병 검사 위치 |

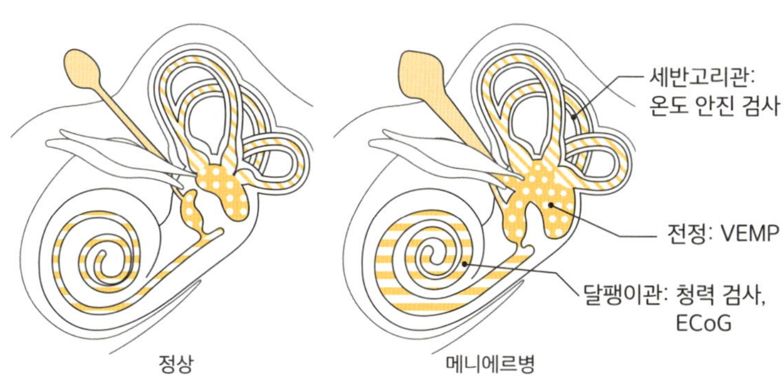

| 도표 3-6. 메니에르병 검사 결과 비교 |

	저음역 난청 →			메니에르병
온도 안진 검사	–	–	–	↓
VEMP	–	↑	↓	↓↓
ECoG	–	↑	↑↑	↑↑↑
PTA, 청력 검사	↓	↓↓	↓↓↓	↓↓↓↓

능이 소실되면서 좌우 기능의 차이가 생깁니다.

질환이 급성 저음역 난청에서 메니에르병으로 진행될수록 청력 검사, ECoG, VEMP, 온도 안진 검사의 값이 변합니다. 따라서 검사 결과를 비교해보면 병이 어느 단계까지 진행되었는지를 추정할 수 있습니다.

6. 메니에르병의 초기 신호, 급성 저음역 난청

가청 영역 중 저주파에 집중되어 발생하는 급성 저음역 난청은 돌발성 난청의 한 아형입니다. 메니에르병 환자는 주로 난청보다는 귀 먹먹함, 이명, 청력의 변화 때문에 내원하는 경우가 많아서 대부분 난청을 감기나 삼출성 중이염의 초기 증상으로 오인하기도 합니다. 급성 저음역 난청의 예후는 양호하지만 임상 경과 중 재발이 비교적 흔합니다.

급성 저음역 난청의 치료 방법으로는 청력 개선을 위한 고용량 스테로이드 요법과 메니에르병으로의 이행을 방지하기 위한 이뇨제 치료법이 있습니다. 급성 저음역 난청은 이충만감 및 저주파수의 청력 변동이 먼저 나타나고 회전성 어지럼은 동반하지 않는 경우가 많지만, 장기적으로는 약 20%의 환자가 어지럼을 겪으면서 메니에르병으로 진행하기 때문에 메니에르병의 초기 증상이라고 봅니다.

일반적으로 노인성 난청, 소음성 난청, 이독성 난청 등 대부분의 난청에서 양쪽 귀의 대칭적인 고음역대 난청이 나타납니다. 반면 메니에르병이나 급성 저음역 난청에서는 저음역대 난청이 나타납니다. 질병에 따라 청력 손상 형태가 다른 것입니다.

| 도표 3-7. 급성 저음역 난청의 순음 청력 검사도 |

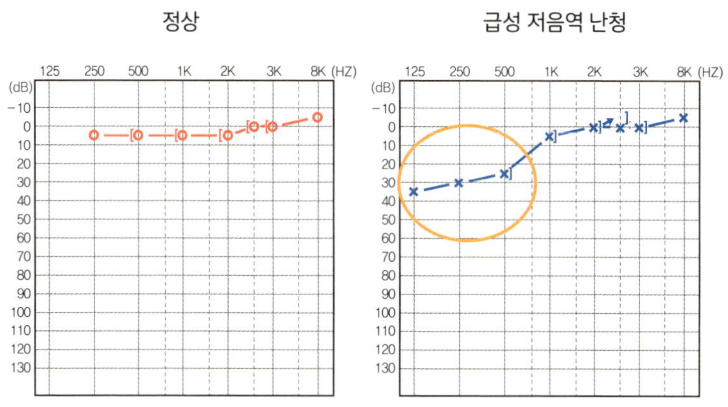

우측 청력도에서 저음이 35dB로 떨어지는 것을 관찰할 수 있습니다.

(1) 약물 치료

치료의 핵심은 근본 원인인 '내림프 수종'을 해결하는 것입니다. 내보낼 것은 내보내고(이뇨제), 염증은 가라앉히며(스테로이드), 혈류 개선을 돕는(베타히스틴) 약물을 사용합니다.

이뇨제는 아침에 복용하는 것이 좋고 복용 초기에는 소변량이 증가할 수 있습니다. 나트륨이 배출되지만 칼륨도 함께 빠져나갈 수 있으므로 바나나처럼 칼륨이 풍부한 과일을 챙겨 먹는 것이 좋습니다.

어지럼 급성기에는 오심, 구토 등을 억제하고 어지럼을 완화하기 위해 진정제, 안정제, 어지럼 약 등을 사용합니다. 어지럼이 올까 봐 두려워서 약을 늘 휴대하고 다니는 사람들이 있다면 심각한 어지럼을 느낄 때 복용하는 '비상 약'과 치료를 위해 꾸준히 복용해야 하는 '약한 약'을 각각 처방받아 어지럼의 강약에 따라 적절히 대처하도록 합니다.

또 싱겁게 먹는 저염식이 가장 중요합니다. 80% 이상의 환자가 식이요법과 적절한 약물 치료만으로 증상이 호전됩니다.

(2) 수술

약물로 조절되지 않는 심한 어지럼에는 이독성 약물을 고실 내에 주입해 어지럼 관련 세포만 파괴하여 고장 난 한쪽 귀의 평형 담당 기능을 완전히 없애고 안정시키는 '고실 내 젠타마이신 주입술'을 시행합니다. 내림프낭을 둘러싼 뼈를 제거해 내림프낭 주변의 압력을 감소시키고 내림프액의 배출을 돕는 '내림프낭 수술Endolymphatic Sac Surgery'도 고려할 수 있습니다.

귀는 우리 몸 속 작은 소우주와 같습니다. 청력 손상은 한번 진행되면 되돌리기 어려울 수 있으니, 귀가 보내는 '먹먹함'이라는 신호를 가볍게 여기지 말고 전문가의 도움을 받으시길 권합니다.

"메니에르병" 정리

- 메니에르병은 귀 먹먹함, 저음역 난청, 이명, 발작적 어지럼 등 4가지 증상이 나타나는 내이 질환입니다.

- 메니에르병은 내림프 수종으로 인해 달팽이관 내 압력이 올라 점차 부풀어 오르는 질환입니다. '귀 고혈압'이라고 설명할 수 있으며 소금, 설탕, 카페인 등을 많이 섭취하는 식습관과 관련이 많습니다.

- 식이요법, 이뇨제, 스테로이드, 어지럼 비상 약 등을 잘 조절해 사용하면 80% 이상의 치료율을 보입니다.

3장
이석증: 귓속에서 돌아다니는 돌멩이

1. 이석이란

이석증耳石症은 돌처럼 보이는 귓속의 작은 탄산칼슘 덩어리가 일으키는 병으로 어지럼 관련 질환 중에서 가장 흔하게 관찰됩니다.

몸에 생기는 돌은 대부분 질환을 유발합니다. 소변이 나가는 길에 만들어진 칼슘 덩어리가 소변 길을 막는 요로 결석, 쓸개 담즙이 뭉쳐서 생긴 담석이 일으키는 담석증이 대표적입니다. 요로 결석이나 담석은 치료를 위해 제거해야 하지만, 이석은 그렇지 않습니다. 이석은 원래 내이에 있는 것이며 평소 우리가 균형을 잡는 데 중요한 역할을 합니다.

이석은 내림프액이 들어 있는 내이 안쪽 난형낭과 구형낭에 있으며, 몸의 이동 방향과 속도를 감지하는 기관입니다. 내이 안

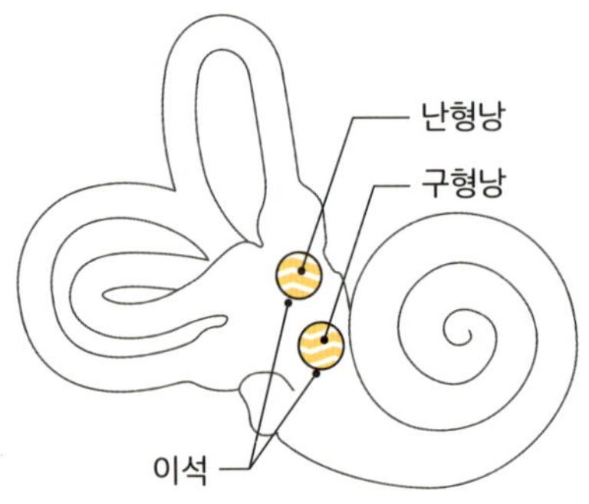

에는 우리 몸이 균형을 잡는 데 쓰이는 5개의 감각 기관인 난형낭, 구형낭, 상반고리관, 측반고리관, 후반고리관이 있습니다. 3개의 반고리관은 고개를 돌리거나 위아래를 쳐다볼 때 머리의 움직임을 느낍니다.

2. 이석증의 원인

이석은 여러 개의 작은 탄산칼슘 결정이 뭉친 것으로 마치 각설탕처럼 생겼습니다. 여기에서 작은 조각이 떨어져 나와 내림프액 안을 떠돌아다니다가 세반고리관 내로 들어가면 문제가 발생합니다.

중력에 의해 반고리관 안에서 이석 조각이 떠다니다 보니 반고리관은 몸이 실제로 움직이지 않아도 회전하고 있다는 신호를 대뇌에 보냅니다. 몸의 움직임을 정상적으로 감지해서 대뇌로 신호를 보내야 하는데, 이석 조각이 정상적인 신경 신호 생성을 방해하는 것입니다.

몸의 움직임에 비해 과도한 신경 자극이 발생하거나 신경 신호의 생성을 억제하면 몸의 다른 부위에서 보내는 신호와 이석이 잘못 보낸 신호가 대뇌로 섞여 들어갑니다. 이렇게 상충되는 신호가 들어오면 대뇌는 이를 어지럼으로 인식해버립니다.

3. 이석증의 증상

처음 이석증이 생기면 환자는 당황합니다. 움직일 때마다 어지럽고 구토하고 눈을 뜨기 어렵기 때문에 극심한 공포감에 사로잡힙니다. 아침에 일어날 때 주로 증상이 나타나며, 주된 증상은 회전성 어지럼입니다. 몸이 빙빙 도는 느낌이 들고 심할 경우 눈을 뜨면 주변 사물이 도는 것처럼 보이는 어지럼이 생깁니다. 성인뿐만 아니라 소아에게도 발생할 수 있으며, 남성보다 여성에게 더 잘 생긴다고 알려져 있고 노인층에서의 발생이 좀 더 많습니다.

몸이 회전하는 듯한 어지럼은 대개 2~3분 정도 지속되며 10분 이상 이어지기도 합니다. 회전성 어지럼이 사라져도 어지러운 느낌이 남아 있는 경우가 대부분이고, 이때 머리를 움직이면 다시 회전성 어지럼이 생깁니다. 메스꺼움, 심하면 구토를 동반하기도 합니다. 이런 어지럼은 반복되면서 강도가 약해지고 지속 시간도 감소합니다.

이석증의 증상이 나타날 때 청력 이상과 돌발성 난청을 동반하기도 합니다. 머리에 충격이 가해지는 외상이 있을 때, 골다공증이나 골감소증이 있을 때, 또는 전정 신경염의 후유증으로 이석증이 생깁니다.

4. 이석증의 진단

이석증은 반고리관에 칼슘 조각이 들어가서 생기는 질환입니다. 반고리관은 총 6개로, 우측 귀에 3개, 좌측 귀에 3개가 있습니다. 이석이 들어간 반고리관이 담당하는 운동 방향에 따라 어지럼이 심해지는 운동 방향도 다릅니다.

이석의 위치를 알아내기 위해 비디오 안진 검사를 진행합니다. 고글을 쓰고 자세를 바꿔가면서 안진이 발생하는지 모니터를 통해 확인하고 기록합니다. 안진이 발생하는 시간, 방향, 자세와 떨림의 정도 등을 보고 왜 안진이 생겼는지 진단할 수 있습니다.

어지럼 검사 방법에는 비디오 안진 검사 외에도 반고리관의 기능을 평가하는 온도 유발 안진 검사, 회전의자 검사, 비디오 두부 충동 검사 등이 있습니다. 이석증 환자에게는 잘 시행하지 않지만 전정 기능의 감소가 의심되면 함께 시행하기도 합니다.

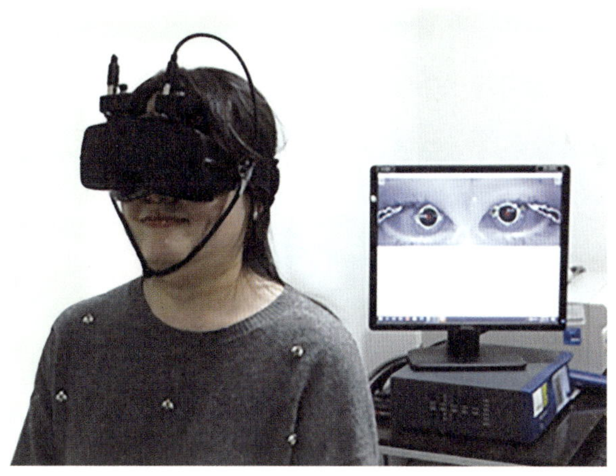

5. 이석증의 치료

가장 효과적인 이석증 치료 방법은 이석 정복술Otolith Repositioning Therapy(이석 치환술)이라고 불리는 동작 치료 요법으로, 칼슘 조각이 중력의 영향으로 바닥에 가라앉는 성질을 이용하여 반고리관 내에서 난형낭으로 이동시키는 방법입니다. 이석은 원래 몸에 있던 기관이기 때문에 전부 제거하지 않고 반고리관에 들어가 신경을 자극하는 조각만 반고리관에서 빼냅니다. 조각이 반고리관 내에 있으면 어지럼을 일으키지만, 난형낭 내에 있을 때는 어지럼을 일으키지 않습니다.

가장 흔하게 이석증이 일어나는 위치는 후반고리관입니다. 후반고리관의 칼슘 조각을 제거하는 이석 정복술이 에플리법Epley's Maneuver입니다. 반고리관마다 시행하는 이석 정복술이 다릅니다. 이석이 부유하는 형태인지, 팽대부 신경에 결합된 상태인지에 따라 다른 이석 정복술을 사용하며 하나의 반고리관 치료에 시행할 수 있는 방법에도 여러 가지가 있습니다. 실제 병원에서 사용하는 이석 정복술의 종류도 10여 개입니다.

떨어져 나온 칼슘 조각의 크기나 위치, 개수에 따라 이석 정복술을 여러 번 시행해야 하는 경우도 있습니다. 따라서 2~3일 간격으로 반복해서 확인하는 것이 좋습니다. 한 번의 치료로 회복되었다가도 몇 주 혹은 몇 개월 후에 어지럼이 재발하기도 합니다.

재발은 회전성 어지럼이 발생한 경우를 말하는데, 이때는 이석증으로 인한 어지럼이 맞는지 다시 검사해야 합니다. 실제로 재발하지 않았지만 어지럼으로 힘들었던 기억 때문에 경도의 증상만으로 재발을 걱정하는 분이 많습니다. 회전성 어지럼이 없는 경우 운동 요법을 시행하면서 상태를 지켜보면 대부분의 어지럼은 서서히 사라질 것입니다.

4. 대표적인 이석증 치료법

(1) 에플리법

에플리법은 후반고리관에 생긴 이석증을 치료하는 방법입니다.

우측 후반고리관을 예로 들어 치료 방법을 설명하겠습니다.

❶ 침대 가장자리에 앉습니다. 누울 때 머리가 침대 바깥으로 나갈 수 있도록 합니다.

❷ 앉은 상태에서 오른쪽(이석이 있는 쪽)으로 고개를 45도 돌립니다.

❸ 그 상태를 유지하며 뒤로 눕습니다. 이때 머리가 침대 바깥으로 나가서 평소에 눕는 것보다 더 많이 뒤로 젖혀지도록 합니다. 머리는 우측으로 45도 돌아가 있어야 합니다.

❹ 어지럼이 발생할 것입니다. 가만히 자세를 유지하면서 어지럼이 사라질 때까지 기다립니다.

❺ 누운 상태에서 천장을 바라봤다가 머리를 좌측으로 45도 돌립니다. 다시 어지럼이 발생하면 사라질 때까지 기다립니다.

❻ 몸을 왼쪽으로 돌려서 얼굴이 바닥을 향하도록 돌아눕습니다. 즉 머리를 왼쪽으로 다시 90도 회전하여 얼굴이 바닥 쪽을 향하게 합니다. 어지럼이 발생하면 사라질 때까지 기다립니다.

❼ 천천히 일어나 똑바로 앉습니다.

이석 정복술 과정에서 눕거나 자세를 바꿀 때 어지럼이 발생합니다. 이것은 정상적인 반응이고 치료가 잘되고 있다는 신호입니다. 병원에서는 비디오를 보거나 안진의 발생을 확인하고 방향을 점검하면서 동작을 시행합니다.

(2) 바비큐 회전법

측반고리관에 생긴 이석증을 치료하는 방법으로, 몸이 회전하는 방법이 바비큐 회전과 비슷하다고 해서 붙은 이름입니다. 우측 측반고리관을 예로 들겠습니다.

❶ 똑바로 누워 베개를 벴을 때 고개의 각도가 약 30도가 되도록 합니다.

❷ 머리를 오른쪽으로 90도 돌려 얼굴이 오른쪽을 향하도록 합니다. 어지럼이 발생하면 사라질 때까지 기다립니다.

❸ 머리를 왼쪽으로 90도 돌려 얼굴이 하늘을 향하도록 합니다. 어지럼이 발생하면 사라질 때까지 기다립니다.

❹ 머리를 다시 왼쪽으로 90도 돌려 얼굴이 왼쪽을 향하도록 합니다. 어지럼이 발생하면 사라질 때까지 기다립니다.

❺ 머리를 다시 왼쪽으로 90도 돌립니다. 얼굴이 바닥을 보게 합니다. 몸통도 왼쪽으로 180도 돌려서 엎드립니다.

❻ 일어나 앉습니다.

(3) 진동기 사용

전정 신경 말단에 있는 팽대부릉Cupola에 이석이 붙어 이석증이 나타나는 경우도 있습니다. 이때 이석 정복술로는 이석이 떨어지지 않기 때문에 진동기를 사용합니다. 약 100Hz의 진동이 발생하는 진동기를 귀 뒤의 뼈에 대고 진동이 두개골에 전달되도록 하는 방법입니다. 유양동이라 불리는, 귀 뒤에 만져지는 튀어나온 곳을 진동시키며 진동이 내이로 전달되어 칼슘 조각이 떨어집니다. 옷에 붙은 먼지를 떼어내기 위해 옷을 터는 것과 같은 원리입니다. 진동으로 칼슘 조각이 팽대부릉에서 떨어지면 이석 정복술을 시행합니다.

(4) 습관화 운동

의사가 이석증이 치료되었다고 판단했는데도 어지럼을 호소하는 경우가 종종 있습니다. 비디오 안진 검사를 통해 이석증이 사라진 것을 확인했지만, 여전히 어지럼을 느낀다면 습관화 운동을 추천합니다.

대표적인 습관화 운동으로는 브란트-다로프 운동Brandt-Daroff Exercise과 세몽법Semont Maneuver이 있습니다.

세몽법은 왼편에서 오른편으로 번갈아 가며 누울 때, 얼굴의 방향을 바꾸지 않은 채로 움직여야 하는 습관화 운동입니다. 브란트-다로프 운동은 세몽법과 유사한 방법으로 시행하지만, 얼굴의 방향을 바꿔야 한다는 점이 다릅니다.

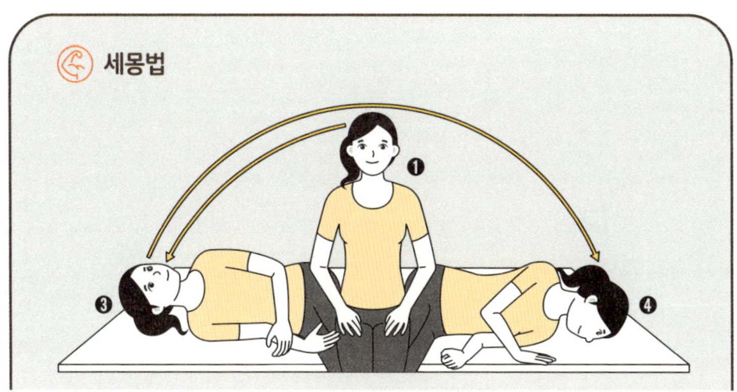

❶ 침대 가장자리에 걸터앉아서 정면을 바라봅니다.

❷ 머리를 좌측으로 45도 돌립니다.

❸ 머리를 고정한 상태에서 몸의 오른편으로 침대에 눕습니다. 어지럼이 생기면 사라질 때까지 기다리고 어지럽지 않으면 30초간 기다립니다.

❹ 머리를 좌측으로 고정한 상태에서 몸의 왼편으로 누워 30초간 기다립니다.

❺ 일어나 앉아서 정면을 봅니다.

❻ 머리를 우측으로 45도 돌립니다.

❼ 몸의 왼편이 침대에 닿게 좌측으로 머리를 고정한 상태에서 재빨리 눕습니다. 그 상태로 30초간 기다립니다.

❽ 머리를 고정한 채로 오른쪽으로 누워 30초간 기다립니다.

❾ 바로 일어나 앉아서 정면을 봅니다.

브란트-다로프 운동

❶ 침대 가장자리에 걸터앉아서 정면을 바라봅니다.

❷ 머리를 오른쪽으로 45도 돌립니다.

❸ 머리를 고정한 상태에서 몸의 왼편으로 침대에 눕습니다. 어지럼이 생기면 사라질 때까지 기다리고, 어지럽지 않으면 30초간 기다립니다.

❹ 자리에서 일어나 ❶번 자세로 돌아갑니다.

❺ 머리를 왼쪽으로 45도 돌립니다.

❻ 머리를 고정한 상태에서 몸의 오른편으로 침대에 눕습니다. 어지럼이 생기면 사라질 때까지 기다리고, 어지럽지 않으면 30초간 기다립니다.

❼ 다시 일어나서 ❶번 자세로 돌아갑니다.

❽ 위의 동작들을 5회 반복합니다.

(5) 약물 치료

이석증에는 약물 치료도 병행합니다. 다만 약물로 칼슘 조각을 없애는 것은 아니고 어지럼 증상을 가라앉힙니다. 구토를 가라앉히는 메토클로프라미드Metoclopramide, 흥분된 전정 신경을 안정시키는 디아제팜 등의 약물이 있습니다. 하지만 이런 약물을 장기간 복용하면 오히려 회복에 방해가 되므로 가급적 짧게 사용해야 합니다.

어지럼이 완화된 환자 가운데 다수가 또다시 어지럼 증상이 생길지도 모른다고 불안해하는데, 이때는 심리적 안정을 돕는 약물을 소량 사용하기도 합니다. 이석증을 유발하는 요인에 골감소증이나 골다공증이 포함된다는 연구 결과를 고려하여 먼저 골감소증과 골다공증을 치료하도록 권하기도 합니다.

"이석증" 정리

- ➕ 이석증은 가장 흔하게 발생하는 어지럼 질환입니다. 내이의 이석에서 떨어진 칼슘 조각이 떠다니면서 어지럼 증상을 유발합니다.

- ➕ 이석 정복술이 이석증에 가장 좋은 치료 방법입니다. 이석증이 생긴 위치와 형태에 따라 다양한 방법을 시행합니다.

- ➕ 어지럼 증상을 조절하기 위해 약물 치료를 병행하기도 합니다.

- ➕ 이석증은 자주 재발하는 경향이 있어 전형적인 이석증 증상이 나타날 때는 가까운 병원을 방문해 검사와 치료를 받는 것이 좋습니다.

4장

내이염: 돌발성 난청과 함께 오는 어지럼

"아침에 일어났는데 귀가 먹먹하고 소리가 멀게 들렸습니다. 괜찮아지겠지 하고 기다려봤는데 점점 먹먹함이 심해지더니 속이 울렁거리고 갑자기 빙빙 돌기 시작했습니다."

"며칠 전부터 약간 어지러운 느낌이 있었어요. 그러다 갑자기 귀가 잘 들리지 않고 빙빙 도는 느낌의 심한 어지럼이 생겼습니다. 눈을 뜰 수가 없을 정도예요."

외래에서 만나는 환자분들이 호소하는 증상입니다. 두 분 모두 어지럼을 동반한 돌발성 난청을 진단받았고 치료를 시작했습니다. 왜 어지럼과 청력 이상이 같이 나타날까요?

우리 귓속에는 우리 몸의 균형을 잡는 기능을 하는 전정 기관과 소리를 듣는 기능을 하는 달팽이관이 같이 들어 있습니다. 두 기관은 가는 관을 통해 서로 연결되어 있으며 두 기관에서 나오는 신경도 뇌로 갈 때 같이 붙어서 들어갑니다. 그래서 두 기관은 서로 영향을 주고받는 경우가 아주 많습니다.

전정 기관의 갑작스러운 기능 이상으로 생긴 어지럼을 '전정 신경염'이라고 합니다(제3부 1장 참조). 달팽이관에 갑작스러운 기능 이상이 생기면 청력이 급격히 감소하는데 이를 '돌발성 난청'이라고 합니다. 두 기관에 동시에 문제가 생기면 어지러움이 동반된 돌발성 난청이 발생하며, 이를 '내이염'이라고 부릅니다.

2. 내이염의 원인과 진단

내이염의 원인은 전정 신경염이나 돌발성 난청의 경우와 같이 바이러스에 의한 염증이 가장 많습니다. 자가면역질환에 의한 염증도 원인이 될 수 있습니다. 메니에르병도 원인 중 하나입니다(제3부 2장 참조). 혈관이 막혀서 피를 공급받지 못했을 때나, 드물게 신경에 종양이 생겼을 때도 문제가 생길 수 있습니다.

내이염을 진단할 때는 난청을 확인하고 진단하기 위한 검사와, 어지럼을 확인하고 그 강도를 보기 위한 검사를 모두 시행합니다. 난청을 확인하기 위한 검사로는 순음 청력 검사, 어음 청력 검사, 임피던스 청력 검사 등을 시행합니다. 메니에르병이 의심되면 전기와우도 검사도 시행할 수 있고, 청성 유발 뇌간 반응 검사도 시행할 수 있습니다.

어지럼에 대한 검사는 전정 신경염 검사와 동일합니다. 비디오 안구 안진 검사, 온도 안진 검사, 회전의자 검사, 두부 충동 검사, 전정유발근전위 검사 등을 시행하여 전정 기능이 얼마나 손상됐는지를 측정합니다. 뇌신경의 종양이나 뇌경색 등의 중추성 질환을 확인하기 위해서 MRI 등을 시행하기도 합니다. 중이강에 염증성 소견이 있다면 측두골 CT를 시행할 수 있습니다. 그리고 약물 치료를 하기 위해 기본적인 혈액 검사와 혈중 염증 수치 검사, 가슴 엑스선 검사, 심전도 검사 등을 시행하여 몸의 다른 부위에 이상 소견이 있는지 확인합니다.

3. 내이염의 치료

약물 치료의 경우 고용량 스테로이드를 가장 먼저 사용합니다. 필요하면 고막 내 스테로이드 주사를 병행합니다. 내이염의 원인이 무엇이든 청력 소실이나 어지럼을 일으키는 것은 염증이므로 염증부터 없애는 것입니다. 대상포진 바이러스가 원인으로 의심되면 항바이러스제를 동시에 투여하고, 메니에르병이 의심되면 메니에르 치료제를 사용하기도 합니다. 어지럼이 너무 심하다면 어지럼 증상 조절을 위해서 신경안정제, 항구토제를 사용합니다. 구토, 구역 증상이 심해서 먹지를 못하면 정맥주사로 수분을 공급하고 먹는 약제를 주사제로 바꾸어서 투여합니다. 이럴 때는 입원 치료가 필요합니다.

당뇨 환자의 경우에는 조금 복잡합니다. 스테로이드의 부작용 중 하나가 혈당 상승이므로, 스테로이드 사용이 당뇨를 악화시키지 않도록 당뇨 치료약제를 조절해야 할 수도 있습니다. 때로는 단기 인슐린 주사가 도움이 됩니다. 필요하다면 입원 후 안정을 취하면서 치료를 시작합니다.

약물 치료를 빨리 시작하였고 각종 검사상 별다른 이상이 발견되지 않았다면 환자는 서서히 회복하여 상태가 호전됩니다. 하지만 돌발성 난청과 전정 신경염 2가지가 같이 생긴 경우는 신경의 손상 범위가 그만큼 넓다는 의미이기 때문에 치료 결과가 한 가지 질환만 있을 때보다는 좋지 않습니다. 따라서 빠른 초기 진단과 적극적인 초기 치료가 필요합니다.

보통 2~3주 내로 청력이 회복되지만, 완전히 회복되지 않는 경우도 많으며 수개월 동안 부분적인 회복이 이루어질 수 있습니다. 초기에 치료하면 심한 회전성 어지럼과 구토, 구역은 1주 내로 호전됩니다. 손상 정도에 따라 수개월 동안 순간적인 아찔함, 균형 조절 능력 저하, 몸이 붕 뜬 것 같은 어지럼, 머리가 맑지 않은 느낌 등 후유증이 남을 수 있습니다. 증상은 약물 치료로 호전시킬 수도 있지만 완전히 회복하기 위해서는 전정 재활 운동을 같이 시행하는 것이 좋습니다. 이에 대해서는 제7부 1장 "어지럼을 치료하는 전정 재활 운동"을 참조하시기 바랍니다.

"내이염" 정리

➕ 내이염은 돌발성 난청과 어지럼이 동시에 나타나는 질환으로 돌발성 난청이나 전정 신경염보다 손상 범위가 넓기 때문에 증상이 심합니다.

➕ 빠른 진단과 적절한 초기 치료가 필요하며, 때로는 입원 치료가 도움이 됩니다.

➕ 내이염을 진단하기 위해서는 혈액 검사, 청력 검사, 전정 기능 검사, MRI 등의 영상 검사를 시행합니다.

➕ 치료에 사용하는 약물은 스테로이드제, 항바이러스제, 신경안정제, 항구토제 등이 있으며, 급성기가 지나면 어지럼 증상 조절을 위해 전정 재활 운동이 필요합니다.

5장

청신경 종양: 조용히 진행되는 귀 질환

인체에는 12개의 뇌신경이 있습니다. 그중에서 여덟 번째 뇌신경은 듣는 기능을 담당하는 청신경(청각 신경)과 몸의 평형(균형)을 담당하는 2개의 전정 신경으로 구성되어 있습니다. 일곱 번째 뇌신경인 안면 신경, 그리고 총 3개의 신경이 있는 여덟 번째 뇌신경이 하나의 터널(내이도)을 통해 귀로 들어갑니다.

청신경 종양Acoustic Neuroma은 여덟 번째 뇌신경에서 생기는 양성 종양으로 두개 내 종양의 약 8~10%, 소뇌 교각부 종양의 90% 이상을 차지합니다. 주로 전정 신경의 신경초(신경 껍질)에서 생기는 청신경 종양은 주변 혈관과 신경을 서서히 누르면서 기능 장애를 유발합니다. 신경을 직접 침범하기보다는 서서히 누

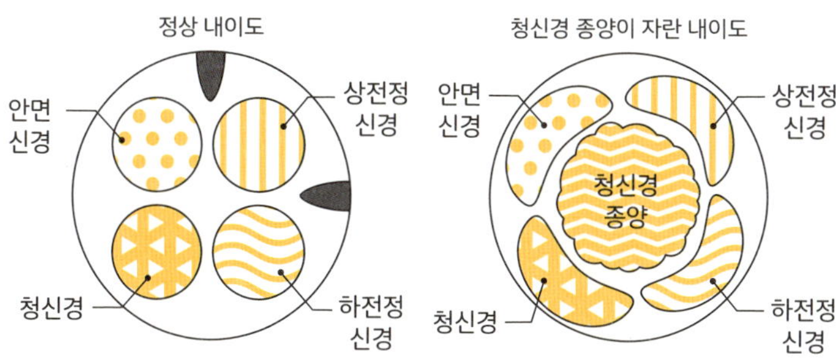

르면서 인접한 신경의 기능에 장애를 일으키는 것입니다. 청신경 종양이 신경을 눌러 막아서 듣는 신호와 어지럼 신호를 뇌로 가지 못하게 만들기도 하고, 뇌로부터 오는 안면 신경의 신호를 얼굴로 가지 못하게 막아 얼굴이 마비될 수도 있습니다.

이처럼 청신경 종양이 청신경에 생기는 것이 아니라 전정 신경을 싸고 있는 막에서 생기기 때문에 청신경 종양이 아니라 전정 신경 초종Vestibular Schwannoma이라고 불러야 한다는 의견이 많습니다. 종양이 내이도 안에 있는 신경에서 생기면, 종양이 커지면서 전정 신경은 물론이고 주위의 청신경이나 안면 신경을 압박해 결국 이명(귀울림), 청력 감소, 어지럼, 안면 마비 등의 증세를 유발합니다.

청신경 종양은 대개 1년에 약 0.3cm씩 서서히 자라며, 주로 일측성으로 생기지만 간혹 제2형 신경 섬유종증처럼 양측성 청

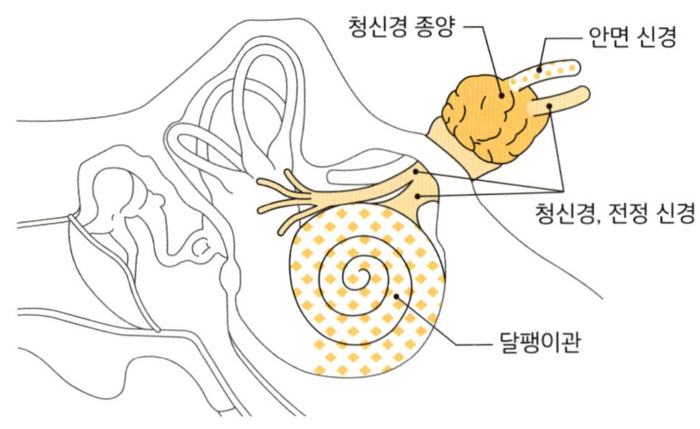

신경 종양이 발생하기도 합니다. 다행히 악성 청신경 종양은 매우 드물게 나타난다고 알려져 있습니다.

하지만 청신경 종양의 크기가 2cm를 넘어가서 3~4cm에 가까워지면 종양이 중뇌에 다다르거나 뇌 일부를 압박합니다. 종양이 중뇌가 있는 뇌간을 누를 정도의 크기가 되는 데는 5~15년이 걸립니다. 중뇌는 호흡, 맥박 등 생명 유지에 필수적인 부분을 담당하고 있어 중뇌를 압박하는 내이도 종양은 특히 위험하기 때문에 조기에 종양을 발견하는 것이 중요합니다.

(1) 감각 신경성 난청

일측성 난청으로 인해 어음 명료도(말을 분별하는 능력)가 떨어집니다. 감각 신경성 난청 환자의 20%는 돌발성 난청을 경험하지만, 5%는 정상 청력을 갖고 있기도 합니다. 돌발성 난청 환자 중 약 1%에게서 청신경 종양이 나타나므로 일측 돌발성 난청 환자의 경우는 청신경 종양이 있는지 일단 의심해야 합니다.

(2) 어지럼

양쪽 평형 담당 기능에 차이가 생기면 약한 어지럼이 나타납니다. 서서히 심화하며, 급성으로 심한 증상이 나타나는 경우는 드뭅니다. 주로 회전성 어지럼보다는 미세하게 균형을 잡기 힘들거나 어질어질한 증상을 호소합니다. 증상을 느끼지 못하는 경우도 많습니다.

(3) 안면 감각 이상

종양이 3cm 이상 커져서 안면 감각을 담당하는 3차 신경이 눌리면 안면 감각이 떨어지기도 합니다. 병변이 진행되어 소뇌나 뇌실을 누를 때, 잘 걷지 못하는 보행 실조나 뇌압의 증가가 관찰됩니다.

(1) 청력 검사 Audiometry

청신경 종양이 있는 경우, 한쪽의 청력이 떨어져 좌우 비대칭 청력 소실을 보입니다. 이때는 단순히 소리를 듣지 못하기보다는 사람 말소리를 잘 분별하지 못합니다(어음 변별력 저하).

(2) 청성 유발 뇌간 반응 검사

뇌파를 이용하여 정확한 청력을 측정하는 객관적인 청력 검사입니다. 청력 저하, 특히 청신경 신호가 느려지는 것을 신경 파동의 모양과 신호 지연을 통해 확인할 수 있습니다.

(3) 전정 기능 검사

어지럼이 나타날 경우, 혹은 어지럼이 없어도 청신경 종양이 있는 것으로 확인되면 전정 신경(어지럼 신경)의 기능 저하를 측정하는 다양한 검사를 시행합니다. 이에 관해서는 제2부 "어지럼증 진단을 위한 검사"에서 자세히 설명합니다.

(4) MRI 촬영

2mm 정도의 아주 작은 종양도 발견할 수 있습니다. 조영제 주입(혈관이 발달한 종양을 잘 발견하기 위한 기법) 시 영상에서 조영이 잘 관찰됩니다. 정확도가 가장 높은 검사로 요즘은 MRI를 주로 추천합니다. 특히 뇌의 이상 병변을 함께 확인할 수 있어 유용합니다.

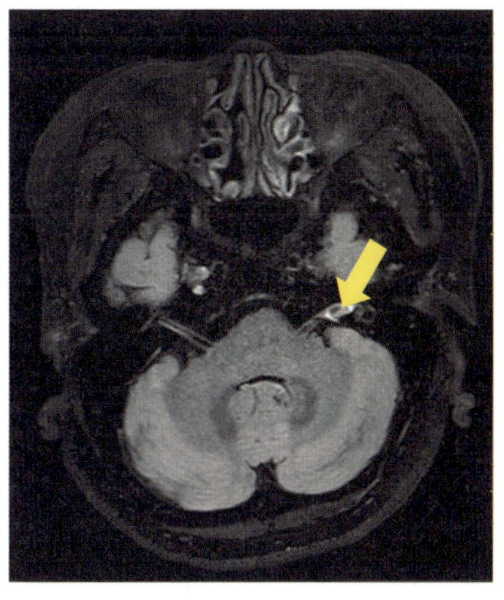

50세 남성 환자의 MRI로, 좌측 내이도에 1cm 크기의 청신경 종양이 관찰됩니다. 당시 환자는 좌측 청력이 수년에 걸쳐 서서히 떨어지다가 말소리 분별이 어려운 상태였습니다.

4. 청신경 종양의 치료

(1) 관찰·보존적 치료

양성 종양인 경우 일정 크기까지 자라다가 더 이상 성장하지 않는 경우가 있습니다. 주기적인 MRI를 통해 성장하지 않는 것을 확인하면 그 상태로 지켜보기도 합니다. 하지만 서서히 커지는 경우 결국에는 생명을 위협하고 심각한 장애를 남기므로 조기에 치료하는 것이 원칙입니다. 단, 종양의 크기가 작거나 다른 한쪽 귀의 청력이 없어 종양이 있는 귀의 청력을 반드시 보존해야 하거나 고령의 환자일 경우에는 보존적인 요법을 시행하기도 합니다.

(2) 수술적 치료

수술적 치료 방법은 종양의 크기나 위치에 따라 다릅니다. 수술 방법에 따라 청력 보존율과 합병증 발생률도 달라집니다.

나이가 많을수록 뇌막의 탄성이 떨어져서 수술하기가 점점 어려워지기 때문에 종양의 크기, 위치, 관련 증상의 발현, 환자의 나이 및 전신 상태 등에 따라 수술 여부를 신중하게 결정해야 합니다. 하지만 종양의 크기가 커져 중뇌에 다다르거나 뇌 일부를 압박하면 수술을 고려할 수밖에 없습니다.

(3) 방사선 치료

감마 나이프 등을 이용한 치료의 예후가 좋은 것으로 보고됩니다. 방사선 치료가 주류 치료법으로 점차 자리 잡고 있으나, 종양의 크기가 큰 경우에는 치료를 시도하기 어렵습니다. 그래서 종양의 크기가 2cm 미만일 때 시행합니다.

수술과 마찬가지로 방사선 치료 후에도 합병증 위험이 있습니다. 청력이 어느 정도 보존되다가 점차 저하되고 간혹 안면 신경 마비가 올 수 있습니다. 방사선 치료 이후 종양에 염증이 생기거나 종양이 자극을 받아 약간 커졌다가 다시 오그라져서 일정 크기에 다다른 후 멈추는데, 이러한 과정에서 합병증이 생기기도 합니다.

"청신경 종양" 정리

➕ 내이도를 지나 귀로 들어오는 청신경, 전정 신경, 안면 신경에는 각각 고유한 기능이 있습니다. 이 신경이 종양이나 염증 등으로 손상되면 질병 혹은 마비가 생길 수 있습니다. 청신경 종양도 내이도에서 생기는 질병입니다.

➕ 청신경 종양이 생기면 감각 신경성 난청, 어지럼, 안면 감각 이상 등의 증상이 나타납니다.

➕ 청신경 종양이 의심되면 청력 검사, 청성 유발 뇌간 반응 검사, 전정 기능 검사, MRI 촬영 등을 시행할 수 있습니다.

➕ 종양의 크기나 위치, 환자의 나이 및 상태 등에 따라 관찰·보존적 치료, 수술적 치료, 방사선 치료 등을 고려할 수 있습니다.

귀가 아닌 곳에 원인이 있는 어지럼

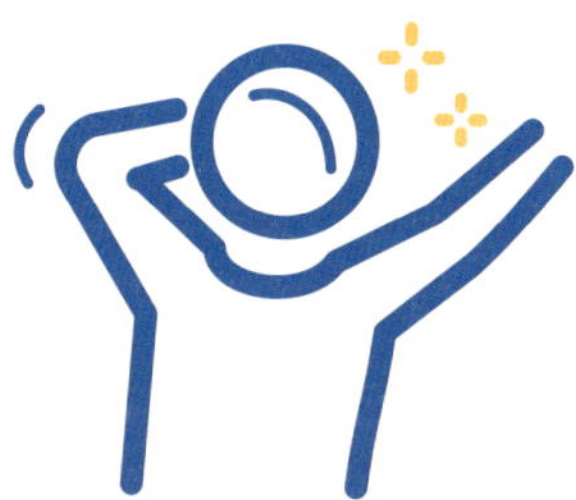

귀에 생긴 문제뿐 아니라 기립성 저혈압, 편두통성 어지럼증, 뇌졸중이나 파킨슨병 등 뇌와 신경계 질환도 어지럼을 일으킬 수 있습니다. 제4부에서는 해당 진단의 증상, 원인, 치료 방법을 소개합니다.

기립성 어지럼: 갑자기 일어설 때 생기는 어지럼

1. 기립성 어지럼이란

기립성 어지럼은 몸을 일으키기 위해 자세를 바꿀 때 발생하는 어지럼입니다. 예를 들어, 눕거나 앉아 있다가 일어설 때 혈압이 충분히 유지되지 못하면 뇌로 가는 혈류가 일시적으로 감소하고, 그 결과 어지럽거나 머리가 멍해질 수 있습니다. 이러한 변화는 매우 짧은 순간에 일어나지만, 뇌가 혈류 감소에 민감하게 반응하기 때문에 증상을 비교적 뚜렷하게 느끼는 사람도 있습니다. 대부분 잠시 후 회복되지만, 경우에 따라서는 의식 소실로 이어질 수도 있습니다.

기립성 어지럼은 흔한 병이고, 큰 병이 아니라고 생각하는 사람이 많아 증상이 반복되거나 점점 심해져도 그냥 넘기는 경우가 많습니다. 그러나 낙상이나 외상으로 이어질 위험이 있기에 해당 증상을 한 번 더 짚어봐야 합니다.

2. 기립성 저혈압

기립성 어지럼의 주요 원인은 일어설 때 자세 변화에 의해 혈압이 낮아지는 현상입니다(기립성 저혈압). 사람이 몸을 일으켜 세우면 중력의 영향으로 혈액이 다리 쪽으로 이동합니다. 이로 인해 심장으로 돌아오는 혈액량이 순간적으로 줄어들고, 그대로 두면 뇌로 가는 혈류도 감소합니다. 이를 보완하기 위해 혈압과 맥박을 자동으로 조절하는 자율신경계가 작동합니다. 목과 심장 근처의 혈관에 있는 압력 수용체는 혈압 저하를 감지하면 맥박을 증가시키고 혈관을 수축시켜 혈압을 빠르게 회복시키는 방향으로 반응합니다. 이 조절 기능이 잘 작동하면 일어날 때 별다른 증상 없이 지낼 수 있지만, 반응이 느리거나 약해지면 뇌로 가는 피가 잠시 줄어들어 어지러움이 생길 수 있습니다.

기립성 저혈압은 누구에게나 나타날 수 있지만, 특정 조건에서는 훨씬 더 쉽게 발생합니다. 가장 흔한 원인은 탈수입니다. 열이 나거나, 설사·구토가 있었거나 수분 섭취가 부족한 상태에서는 혈액량이 줄어들어 혈압 유지가 어려워집니다.

오랫동안 누워 있다가 일어설 때도 기립성 저혈압이 잘 발생합니다. 입원이나 장기간 침상 생활 이후 처음 일어설 때 어지럼이 심한 이유가 여기에 있습니다.

나이가 들수록 혈압을 자동으로 조절하는 자율신경계의 반응이 둔해지고, 심장과 혈관의 반응 속도도 느려지면서 기립성 저혈압의 빈도는 점점 증가하는 경향을 보입니다.

또한 고혈압약, 심장약, 이뇨제, 항우울제, 근육 이완제처럼 신경계나 혈압에 영향을 주는 약을 복용 중인 사람은 기립성 저혈압이 더 잘 생기거나 심해질 수 있습니다.

파킨슨병을 비롯한 일부 신경 퇴행 질환에서는 자율신경 기능 저하가 함께 나타나면서 기립성 저혈압을 동반하는 경우도 적지 않습니다. 이때의 어지럼은 일시적인 증상이라기보다는 질환의 경과 속에서 반복적으로 나타나는 문제일 수 있습니다.

3. 기립성 빈맥 증후군

기립성 어지럼이 있다고 해서 항상 혈압이 떨어지는 것은 아닙니다. 혈압은 비교적 잘 유지되지만, 자세를 바꿀 때 맥박이 과도하게 빨라지면서 어지럼이 발생하기도 합니다. 이를 기립성 빈맥 증후군Postural Orthostatic Tachycardia Syndrome(POTS)이라고 부릅니다.

기립성 빈맥 증후군이 생기면 누워 있다가 일어설 때 심장이 혈압을 유지하기 위해 지나치게 빠르게 뛰고, 이로 인해 뇌로 가는 혈류가 효율적으로 조절되지 못합니다. 그 결과 어지럽고, 머리가 멍해지고, 심장이 두근거리거나 오래 서 있기 힘든 증상이 나타날 수 있습니다.

특히 비교적 젊은 연령의 환자가 일어설 때 심계항진이 두드러지고, 누우면 증상이 비교적 빨리 호전되는 경우에는 기립성 저혈압뿐 아니라 기립성 빈맥 증후군 같은 자율신경 조절 이상도 고려할 필요가 있습니다.

이처럼 기립성 어지럼을 평가할 때는 혈압뿐 아니라 맥박의 변화까지 함께 살펴보는 것이 중요합니다.

4. 기립성 어지럼의 증상

대부분의 기립성 어지럼은 잠깐 어지럽다가 자연스럽게 회복됩니다. 하지만 혈압 저하가 심한 경우에는 순간적으로 의식을 잃고 쓰러질 수도 있습니다. 이런 경우의 의식 소실은 경련을 동반하는 뇌전증 발작과는 달리 보통 몇 초에서 몇 분 정도로 짧고, 누우거나 앉으면 비교적 빨리 회복되는 경우가 많습니다. 쓰러지기 직전에 눈앞이 흐려지거나, 귀가 멍해지는 느낌을 받거나, 식은땀이 나는 전조 증상이 나타나기도 합니다.

다만 이러한 특징만으로 기립성 저혈압과 다른 신경학적 원인을 명확히 구분하기는 어려우므로 어지럼과 함께 의식 소실이 있었던 경우에는 전문의 상담을 통한 면밀한 평가가 필요합니다.

5. 기립성 어지럼의 진단

기립성 어지럼의 원인 진단은 빈혈, 저혈당, 심장 질환 등 다른 원인이 없는지 확인하는 것에서 시작합니다. 일상생활에서는 자세를 바꿀 때마다 어지럼이 반복되는지, 앉거나 누우면 비교적 빠르게 호전되는지를 관찰하는 것도 중요한 단서가 됩니다. 이러한 경과는 기립성 저혈압을 다른 원인의 어지럼과 감별하는 데 도움이 됩니다.

일반적으로는 누운 상태에서 혈압을 측정한 뒤, 일어서서 5분 이내에 다시 혈압을 재어 수축기 혈압이 20mmHg 이상, 또는 이완기 혈압이 10mmHg 이상 감소하면 기립성 저혈압으로 진단합니다. 혈압은 유지되지만 맥박이 과도하게 증가하면 기립성 빈맥 증후군과 같은 자율신경 이상을 의심할 수 있습니다. 필요한 경우에는 기울임 검사를 통해 자세 변화에 따른 혈압과 맥박 반응을 보다 정밀하게 평가하기도 합니다.

6. 관리와 치료의 기본 원칙

기립성 어지럼의 치료 목표는 혈압을 무조건 높이는 것이 아니라, 갑작스러운 혈압 저하를 예방하는 것입니다. 이를 위해 충분한 수분 섭취, 갑작스러운 자세 변화 피하기, 잠시 앉아 있다가 천천히 일어나는 습관이 도움이 됩니다. 장시간 서 있는 상황은 가능한 한 피하고, 필요한 경우 압박 스타킹을 착용해 다리로 쏠리는 혈액을 줄입니다.

이러한 조절에도 일상생활이 힘들 정도의 증상이 지속된다면 약물 치료를 고려할 수 있으며, 특히 신경 퇴행 질환이 기립성 저혈압을 동반하는 경우에는 전문의 진료를 통한 장기적인 관리가 필요합니다.

"기립성 어지럼" 정리

➕ 기립성 어지럼은 우리가 가장 흔히 경험하는 어지럼 가운데 하나입니다. 대부분은 일시적이지만, 경우에 따라서는 의식 소실과 낙상으로 이어질 수 있어 결코 가볍게만 볼 수는 없습니다.

➕ 특히 고령이거나, 탈수 상태이거나, 약물을 복용 중이거나, 파킨슨병과 같은 신경 퇴행 질환이 있는 경우에는 어지럼을 한 번 더 살펴볼 필요가 있습니다.

➕ 기립성 어지럼은 단순한 혈압 저하뿐 아니라, 기립성 빈맥 증후군과 같은 자율신경 문제로도 발생할 수 있습니다.

➕ 일어설 때 반복적으로 어지럽다면, 원인을 확인하고 적절히 관리하는 것이 가장 안전한 접근입니다.

2장

편두통성 어지럼증: 어지럼을 동반한 두통

어지럼 가운데에는 귀나 뇌의 문제뿐 아니라, 두통 질환이 원인 인 어지럼도 있습니다. 그중 대표적인 것이 편두통성 어지럼증입 니다. 이 질환은 이름 그대로 편두통과 연관되어 있지만, 반드시 심한 두통을 동반하지는 않습니다.

그래서 많은 사람이 두통이 별로 없는데 왜 편두통으로 진단 했느냐고 의아해하거나, 어지럼의 원인을 알지 못한 채 오래 불 편을 겪기도 합니다. 하지만 실제로는 어지럼이 주 증상으로 나 타나는 편두통이 생각보다 많습니다.

편두통은 단순히 '머리가 아픈 병'이라기보다, 뇌의 감각 처리 시스템이 빛·소리·냄새·움직임 같은 자극에 과민하게 반응하는 신경학적 질환에 가깝습니다.

편두통이 있는 사람의 뇌는 이런 자극에 평균보다 예민하게 반응하는 경향이 있어, 두통과 함께 다양한 증상이 나타날 수 있습니다. 예를 들어 속이 메스껍거나, 빛이 유난히 밝게 느껴지고, 소리가 특히 거슬리거나, 몸의 균형이 어색하게 느껴질 수 있습니다.

이 가운데 반복적인 어지럼이나 균형 감각 이상이 두드러지고, 이것이 편두통과 시간적으로 연관되어 나타나며, 다른 귀 질환·뇌 질환이 임상적으로 의심되지 않는 경우, 이를 '전정 편두통(편두통성 어지럼증)'이라고 부릅니다.

많은 편두통성 어지럼증 환자는 빙빙 도는 듯한 회전성 어지럼 외에도, 머리가 멍하고 흔들흔들하며 불안정한 느낌이 든다고 호소합니다. 종종 "몸이 붕 떠 있는 것 같다", "걸을 때 바닥이 불안정하게 느껴진다", "고개를 움직이면 어지럼이 더 심해지는 것 같다"라고 합니다.

회전성 어지럼이 전혀 없을 수도 있고, 있더라도 전형적인 귀 질환처럼 뚜렷하지 않은 경우가 많습니다. 또한, 속이 울렁거리거나 소화가 잘 안 되는 느낌, 빛이나 소리에 대한 예민함이 함께 나타나는 경우도 적지 않습니다.

편두통성 어지럼증의 지속 시간은 사람마다 차이가 큽니다. 짧게는 수십 분, 길게는 반나절 이상 이어지기도 하며, 드물게 이틀에서 사흘까지 지속되는 경우도 있습니다.

어지럼이 있는 동안에는 일상적인 움직임 자체가 부담스럽게 느껴질 수 있지만, 가만히 누워 있거나 조용한 곳에서 쉬면 증상이 완화되는 경우가 많습니다.

3. 편두통성 어지럼증의 다양한 모습

나의 증상이 편두통성 어지럼증인지 판단하기 힘든 가장 큰 이유는 두통이 항상 일어나는 것은 아니기 때문입니다. 어지럼만 반복되거나, 두통은 아주 약하게 스쳐 지나가는 정도여서 환자 스스로 두통을 인식하지 못하는 경우도 많습니다. 어떤 경우에는 어지럼이 먼저 나타났다가 나중에 두통이 생기기도 하고, 반대로 두통이 있었던 날로부터 하루 이틀 뒤에 어지럼이 이어지기도 합니다.

이처럼 증상의 순서와 조합이 다양하다는 점이 편두통성 어지럼증의 특징입니다.

4. 귀에서 시작되는 어지럼과의 차이

편두통성 어지럼증은 귀 질환으로 인한 어지럼과 겉으로는 비슷해 보일 수 있습니다. 하지만 몇 가지 차이가 있습니다.

귀의 전정 기관 문제로 생기는 어지럼은 특정 자세에서 갑자기 빙빙 도는 느낌이 뚜렷하게 느껴지고, 어지럼의 시작과 끝이 비교적 분명한 경우가 많습니다. 반면 편두통성 어지럼증에서는 머리가 흔들리는 듯한 불안정한 느낌이 지속되거나 움직일수록 더 불편해지는 경우가 흔합니다. 또한 귀 질환은 청력 변화나 귀 먹먹함을 동반하는 경우가 많지만, 편두통성 어지럼증이 청력에 영향을 주는 경우는 매우 드뭅니다.

이 차이를 이해하면 검사에서 특별한 이상이 없다는 말을 들었을 때 막연한 불안에 빠지는 일을 줄일 수 있습니다.

편두통성 어지럼증의 유발 요인은 사람마다 다릅니다. 대표적으로는 아래와 같은 것들이 알려져 있습니다.

❶ 수면 부족이나 수면 리듬 변화

❷ 과로와 스트레스

❸ 강한 빛이나 소리

❹ 특정 냄새

❺ 카페인이 많은 음식이나 음료

운동 후 급격한 체온 변화나 불규칙한 식사 습관도 어지럼을 유발할 수 있습니다. 어떤 요인이 자신에게 영향을 주는지 관찰해보면 예방에 큰 도움이 됩니다.

6. 편두통성 어지럼증의 진단

편두통성 어지럼증은 생명을 위협하는 질환은 아니지만, 증상이 반복되면 삶의 질을 크게 떨어뜨릴 수 있습니다. 다음과 같은 경우에는 '원인 불명의 어지럼'이라며 넘기기보다는 전문의 진료를 받아보고 편두통성 어지럼증 가능성을 점검해보는 것이 좋습니다.

❶ 어지럼이 반복되어 일상생활에 지장이 생기는 경우

❷ 어지럼이 수 시간 이상 지속되거나 자주 재발하는 경우

❸ 두통은 약하지만 빛·소리·냄새에 유난히 예민해지는 경우

❹ 검사에서는 이상이 없었는데 어지럼이 계속되는 경우

7. 치료와 관리의 기본 원칙

편두통성 어지럼증의 치료는 편두통 치료와 기본 원칙을 공유합니다. 증상이 심한 급성기에는 두통 조절을 위한 약물과 함께 어지럼이나 메스꺼움을 완화하는 약을 사용하기도 합니다. 생활 습관을 조절하는 것 역시 매우 중요합니다. 규칙적인 수면과 식사, 과로를 피하는 생활, 유발 요인을 인지하고 피하려는 노력이 치료의 중요한 축을 이룹니다.

원인을 찾지 못한 채로 증상이 반복된다면 예방적인 약물을 사용할 수 있습니다. 증상이 나타나는 간격에 따라 예방약 처방 여부를 결정합니다. 1년에 1~2회 어지럼이 생긴다면 예방약을 사용할 필요가 없으며 어지럼이 생길 때 급성기 치료를 하는 것으로 충분합니다.

"편두통성 어지럼증" 정리

➕ 편두통성 어지럼증은 어지럼이 주된 증상으로 나타나는 편두통의 한 형태입니다.

➕ 이 질환에서는 빙빙 도는 느낌의 회전성 어지럼이 나타날 수도 있지만, 머리가 멍하고 흔들리는 느낌이나 몸의 중심이 불안정한 감각이 동반되는 경우가 많으며, 빛이나 소리에 예민해지기도 합니다.

➕ 귀 질환으로 인한 어지럼과 달리 청력 변화는 드물고, 각종 검사에서 뚜렷한 이상이 발견되지 않는 경우도 많습니다.

➕ 어지럼이 반복되는데 원인이 명확하지 않다면, 편두통과의 연관성을 한 번쯤 생각해보아야 합니다.

3장

뇌졸중: 급한 치료가 필요한 뇌의 심근경색

뇌졸중은 흔히 말이 어눌해지거나, 한쪽 팔다리에 힘이 빠지는 병으로 알려져 있습니다. 하지만 실제로는 어지럼으로 시작되는 뇌졸중도 결코 드물지 않습니다.

특히 뇌의 뒤쪽을 담당하는 혈관에 문제가 생기면 우리가 흔히 떠올리는 팔다리 마비보다 어지럼과 보행 불안정이 먼저 전면에 나타나는 경우가 많습니다. 그래서 어지럼을 늘 '귀 문제'로만 생각하면 중요한 치료 시기를 놓칠 수 있습니다.

1. 뇌졸중이란

뇌졸중은 뇌로 가는 혈관이 갑자기 막히거나(뇌경색), 혈관이 터지면서(뇌출혈) 뇌 조직이 손상되는 질환입니다. 다른 선진국과 마찬가지로 국내 뇌졸중의 약 80% 안팎이 뇌경색으로, 뇌출혈보다 훨씬 더 흔하게 발생합니다. 뇌경색은 심장에 생기는 심근경색과 마찬가지로 혈류가 갑자기 차단되면서 해당 부위의 뇌 조직이 급격히 기능을 잃는 상태입니다.

뇌경색의 증상은 어느 부위의 뇌가 영향을 받았는지에 따라 크게 달라집니다. 언어를 담당하는 부위가 손상되면 말이 어눌해지고, 운동을 담당하는 부위가 손상되면 팔다리에 힘이 빠집니다. 반대로 소뇌나 뇌간처럼 균형과 자세를 담당하는 부위에 뇌경색이 생기면 마비보다는 어지럼과 심한 보행 불안정이 주된 증상으로 나타나는 경우가 많습니다.

한편, 뇌출혈 가운데서는 비교적 드문 편에 속하는 소뇌 출혈에서도 어지럼과 보행 불안정이 첫 증상으로 나타나는 경우가 많습니다. 중요한 점은 이러한 뇌 조직 손상이 시간에 따라 빠르게 악화된다는 사실입니다. 초기에 적절한 치료를 받으면 피해를 최소화할 수 있지만, 치료가 늦어질수록 회복이 어려운 후유증이 남을 가능성이 커집니다. 그래서 뇌졸중과 관련해 흔히 "시간이 곧 뇌를 좌우한다"는 표현을 사용합니다.

뇌의 뒤쪽을 담당하는 후순환 혈관은 소뇌와 뇌간을 포함해 몸의 균형과 자세를 조절하는 핵심 구조들에 혈액을 집중적으로 공급합니다. 이 영역에 뇌경색이나 출혈이 발생하면 가장 먼저 어지럼을 겪는 경우가 많습니다.

후순환 뇌졸중에서 어지럼은 다음과 같이 나타날 수 있습니다.

❶ 갑자기 시작된 심한 어지럼
❷ 몸의 중심을 잡기 어려움
❸ 똑바로 걷기 힘들 정도의 비틀거림

이때 어지럼은 빙빙 도는 느낌일 수도 있고, 바닥이 출렁이고 몸이 휘청거리는 느낌일 수도 있습니다. 문제는 이러한 증상이 귀 질환에서 생기는 어지럼과 겉으로는 상당히 비슷해 보일 수 있다는 점입니다.

물론 어지럼을 호소하는 경우 대부분 귀 질환이나 비교적 심각하지 않은 원인에 의한 경우가 많습니다. 예를 들어, 잠깐 일어날 때 머리가 핑 도는 기립성 저혈압이나, 머리를 특정 자세로 두었을 때만 짧게 빙빙 도는 느낌을 받는 이석증처럼 비교적 흔하고 잘 낫는 어지럼도 많습니다.

하지만 그중 일부는 뇌졸중이나 일과성 허혈 발작과 같은 뇌혈관 문제의 초기 신호일 수 있기 때문에, 어지럼의 양상과 경과

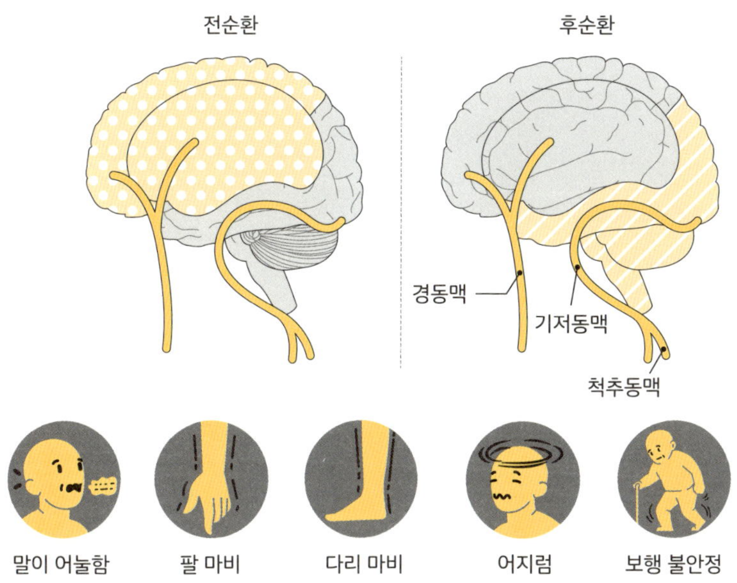

를 한 번 더 살펴보는 것이 중요합니다. 특히 평소와 전혀 다른 양상으로 어지럼이 갑자기 심해졌거나, 걷기·말하기·보기 기능까지 같이 저하되었다면 그냥 지나가는 어지럼으로만 보기 어렵습니다.

뇌졸중이 의심될 때는 'FAST'라는 간단한 기준을 사용해 신속히 판단할 수 있습니다.

❶ F: Face, 얼굴이 한쪽으로 비뚤어지는가
❷ A: Arm, 한쪽 팔에 힘이 빠지는가
❸ S: Speech, 말이 어눌하거나 이상한가
❹ T: Time, 이런 증상이 나타났다면 지체하지 말고 즉시 병원으로 갈 것

어지럼이 있을 때 얼굴 비대칭, 팔 힘 빠짐, 말 어눌함 중 하나라도 함께 나타난다면, 단순한 귀 문제보다는 뇌졸중을 강하게 의심해야 하는 상황입니다.

다만 후순환 뇌졸중의 경우에는 FAST 항목이 모두 뚜렷하지 않은 채 어지럼과 보행 불안정만 두드러지는 경우도 있습니다. 그래서 FAST를 완벽하게 충족하지 않더라도 심한 어지럼과 걷기 장애가 동반된다면 반드시 평가가 필요하다는 점을 기억할 필요가 있습니다.

일과성 허혈 발작

뇌졸중과 함께 꼭 알아두면 좋은 개념은 일과성 허혈 발작Transient Ischemic Attack(TIA)입니다. TIA는 뇌로 가는 혈류가 잠시 줄어들었다가

다시 회복되면서 신경 증상이 잠깐 나타났다가 사라지는 것을 말합니다. 보통 수 분에서 길어도 하루 이내에 회복하는 경우가 많습니다.

겉으로 보기에는 별일 아니었다고 느낄 수 있지만, 중요한 점은 TIA가 실제 뇌졸중이 발생할 위험에 대한 강한 경고 신호라는 점입니다. 특히 후순환 영역의 일과성 허혈 발작에서는 어지럼이 흔한 증상으로 나타나며, 때로는 어지럼만 잠깐 생겼다가 사라지는 경우도 있습니다.

최근에는 증상이 짧게 지속되더라도 뇌 MRI 검사에서 뇌 손상이 확인되는 경우가 있어, 금방 좋아졌다는 사실만으로 안심하기는 어렵다는 점을 기억할 필요가 있습니다.

TIA가 확인되었다면, 이후에는 고혈압·당뇨·고지혈증 조절, 금연, 약물 치료 등을 통해 뇌졸중이 생기지 않도록 관리하는 것이 매우 중요합니다.

4. 큰 병의 초기 신호인 어지럼

많은 사람은 어지럼 말고 다른 증상이 없으면 괜찮다고 생각합니다. 하지만 실제로는 뇌졸중이나 TIA가 어지럼으로 시작되는 경우도 있습니다.

❶ 이전에 경험해보지 못한 어지럼이 갑자기 시작됨

❷ 어지럼이 수 시간 이상 지속되다가 사라짐

❸ 어지럼과 함께 복시나 시야 이상, 어눌한 발음 등이 나타나거나 걷기가 유난히 불안정해짐

❹ 고령이거나, 고혈압·당뇨·고지혈증·심장 질환·흡연 등 혈관 위험 인자
　가 있음

　이런 상황에서는 어지럼이 단순히 지나가는 증상이 아니라 뇌
혈관 문제의 초기 신호일 수 있습니다. 특히 뇌졸중 위험 인자가
있다면 한 번쯤은 뇌졸중 가능성을 확인해보는 것이 안전한 선
택입니다.

5. 헷갈릴 수 있는 뇌졸중 어지럼

뇌졸중의 초기 신호인 어지럼의 경우, 느낌과 증상에 대한 표현
이 귀 질환에서 나타나는 어지럼과 상당 부분 겹치기 때문에 어
지럼의 원인을 헷갈릴 수 있습니다. 환자는 흔히 "빙빙 돈다", "몸
이 휘청거린다", "균형이 안 잡힌다"라고 표현하는데, 이 말만 놓
고 보면 귀 문제인지 뇌 문제인지 구분하기 어렵습니다.

　또 많은 사람이 뇌졸중을 말이 어눌해지거나, 한쪽 팔·다리가
마비되는 병으로 인식하는데, 뇌졸중 초기에는 뚜렷한 마비나 의
식 변화가 없는 경우가 많기 때문에 어지럼을 뇌졸중과 연관 짓
기가 더 힘들고 뇌졸중의 가능성을 자연스럽게 배제하게 됩니다.
하지만 후순환 뇌졸중에서는 균형과 자세를 담당하는 부위가 먼
저 영향을 받으면서 어지럼과 보행 불안정이 전면에 나타나는

경우가 적지 않습니다.

특히 소뇌나 뇌간이 영향을 받은 경우에는 회전성 어지럼과 중심 불안정이 함께 나타날 수 있습니다. 이런 혼합 양상은 귀 질환에서도, 뇌 질환에서도 나타날 수 있어 초기 구분을 더욱 어렵게 만듭니다.

결국 뇌졸중으로 인한 어지럼을 파악하기 어려운 이유는 그 증상이 애매해서라기보다 우리가 흔히 상상하는 전형적인 뇌졸중의 모습과 다르기 때문입니다. 이 점을 이해하면, 어지럼이 단순한 증상인지, 아니면 다른 신호인지 한 번 더 생각해볼 여지가 생깁니다.

6. 시간의 흐름에 따른 증상 변화

뇌졸중으로 인한 어지럼의 또 다른 특징은 시간이 지나면서 증상의 양상이 변할 수 있다는 점입니다. 처음에는 단순한 어지럼처럼 느껴지다가, 시간이 지나면서 다른 신경학적 증상이 점차 뚜렷해질 수 있습니다. 예를 들어, 초기에는 중심이 잘 잡히지 않는 느낌만 있다가, 점차 보행이 불안정해지거나 몸이 한쪽으로 쏠리는 느낌이 뚜렷해질 수 있습니다. 시야가 흐려지거나 말이 부정확해지는 등의 변화가 동반되기도 합니다. 반대로 귀 질환으로 인한 어지럼은 특정 자세에서 반복적으로 유발되며, 가만히 있으면 수 분 이내에 가라앉는 경우가 흔합니다.

따라서 어지럼이 시간이 지날수록 양상이 변하거나 점차 악화하는 경우에는 단순한 말초성 어지럼이 아닐 가능성을 고려해야 합니다. 뇌졸중에 의한 어지럼은 일시적인 증상이 아니라, 진행 중인 뇌 기능 변화의 표현일 수 있습니다.

"뇌졸중" 정리

➕ 뇌졸중은 어지럼과 무관한 병이 아닙니다. 후순환 뇌졸중이나 TIA에서는 어지럼이 가장 먼저, 때로는 유일한 증상으로 나타날 수 있습니다.

➕ 어지럼이 갑자기 발생했고, 양상이 이전과 다르며, 걷기나 중심 잡기가 분명히 이상하게 느껴진다면 뇌혈관 질환의 가능성도 함께 생각해보아야 합니다. 특히 고혈압·당뇨·고지혈증·심장질환·흡연 등 혈관 위험 인자가 있는 사람은 몸살이나 피로로 원인을 넘겨짚지 않는 것이 중요합니다.

➕ 짧게 스쳐 지나가고, 특정 자세에서만 증상이 나타나고, 걷기·말하기·보기 기능에는 전혀 문제가 없다면 심각하지 않은 어지럼일 가능성이 높지만, 확신할 수 없다면 전문가의 진료를 받는 편이 안전합니다.

4장

파킨슨병과 신경 퇴행 질환:
떨림 뒤에 숨은 뇌의 변화

---

1. 파킨슨병이란

파킨슨병은 흔히 손이 떨리는 병으로 알려져 있습니다. 하지만 실제로 파킨슨병은 단순히 손 떨림이 주요 증상인 질환이 아니라, 움직임의 속도와 조절, 자세와 균형을 담당하는 뇌 기능이 서서히 변해가는 신경 퇴행 질환입니다. 이 과정에서 어지럼이나 불안정을 경험하는 경우도 적지 않습니다.

파킨슨병 환자는 뇌의 특정 부위에서 도파민이라는 신경 전달 물질이 점차 줄어듭니다. 이로 인해 움직임을 시작하고, 조절하고, 부드럽게 이어가기가 어려워집니다. ①움직임이 느려지고 ②근육이 뻣뻣해지며 ③상체가 앞으로 굽고 ④보폭이 작아집니

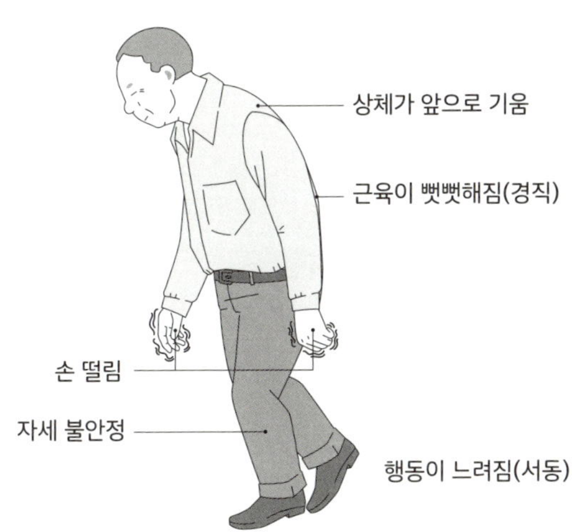

| 그림 4-3. 파킨슨병의 양상 |
상체가 앞으로 기움
근육이 뻣뻣해짐(경직)
손 떨림
자세 불안정
행동이 느려짐(서동)

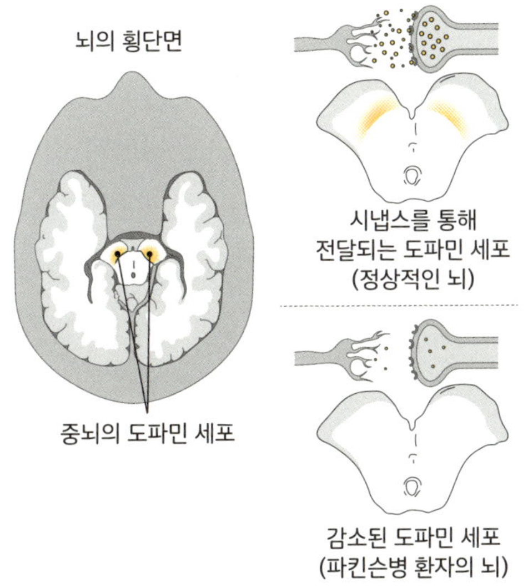

| 그림 4-4. 뇌의 도파민 변화 |
뇌의 횡단면
시냅스를 통해
전달되는 도파민 세포
(정상적인 뇌)
중뇌의 도파민 세포
감소된 도파민 세포
(파킨슨병 환자의 뇌)

다. 이러한 변화는 단순한 근력 저하가 아니라, 몸의 움직임을 조율하는 뇌 회로의 문제에서 비롯됩니다.

2. 파킨슨병에서의 어지럼

파킨슨병 환자의 균형 문제는 비교적 초기에는 눈에 잘 띄지 않다가, 질환이 진행하면서 점차 분명해지는 경우가 많습니다. 가만히 서 있을 때는 괜찮아 보이지만, 방향을 바꾸거나, 갑자기 멈추거나, 좁은 공간을 지날 때 몸의 중심을 잡기 어려워집니다. 파킨슨병에서의 어지럼은 많은 경우 자세와 균형의 불안정으로 느껴집니다.

(1) 귀 질환 어지럼과의 차이

귀의 문제로 생기는 어지럼은 주변이 빙글빙글 도는 느낌이 뚜렷한 경우가 많습니다. 반면 파킨슨병에서 나타나는 불편감은 움직일 때 불안정해지는 느낌, 몸이 느리게 따라와 중심이 흐트러지는 느낌, 발을 떼는 순간 균형이 무너질 것 같은 느낌이 특징입니다. 전정 기관에 문제가 있는 것이 아니라 뇌에서 자세와 움직임을 통합하는 기능이 떨어져서 그런 경우가 많습니다.

(2) '빙빙' 돌기보다 '휘청'이는 어지럼

파킨슨병 환자들이 어지럼을 표현할 때 빙빙 도는 느낌보다는 휘청거리는 느낌이라고 하는 이유는 이 질환이 공간을 느끼는 감각 자체보다는 몸을 조절하는 기능에 더 큰 영향을 미치기 때문입니다.

파킨슨병에서는 기저핵을 중심으로 한 뇌 회로의 변화가 일어나면서 움직임을 시작하는 타이밍, 몸의 중심을 옮기고 자세를 미세하게 조정하는 능력이 점차 떨어지게 됩니다. 그 결과, 내 몸이 따라오지 않는다, 중심이 무너진다는 감각이 지배적입니다. 그래서 환자들은 어지럼을 느낄 때 "몸이 흔들린다", "술에 취한 것 같다"라고 하는 경우가 많습니다.

(3) 약 때문일까, 병 때문일까?

"이 어지럼이 병 때문일까요, 약 때문일까요?"

파킨슨병 환자나 보호자들이 자주 하는 질문 중 하나입니다. 실제로 파킨슨병 치료에 사용되는 약물은 움직임을 부드럽게 만들어주는 한편, 혈압 조절이나 자율신경 기능에 영향을 주어 어지럼을 유발하거나 악화시킬 수도 있습니다. 특히 일어설 때 머리가 멍해지거나, 순간적으로 중심이 흔들리는 느낌은 약물과 자율신경 기능 저하가 함께 작용한 결과일 수 있습니다.

문제는 이 2가지를 증상만으로 명확히 구분하기 어렵다는 점입니다. 중요한 것은 어지럼이 언제, 어떤 상황에서 심해지는지를 살펴보고 의사와 상의하는 것입니다. 특정 방식으로 움직이는

순간 나타나는지, 자세 변화와 연관되는지가 원인을 추정하는 단
서가 될 수 있습니다.

(4) 넘어질까 봐 어지러운 어지럼

파킨슨병에서는 실제 균형 저하뿐 아니라 넘어질 것이라는 두려
움 자체가 어지럼으로 이어지는 경우도 적지 않습니다. 한 번 넘
어질 뻔한 경험이 있으면, 그 이후부터는 몸이 조금만 흔들려도
과도하게 긴장하게 됩니다. 이때 환자는 어지럼에 대해 "불안해
서 중심이 안 잡힌다", "몸이 굳어버리는 느낌이 든다"라고 표현
합니다.

　이런 불안과 긴장으로 움직임이 더 경직되고, 결과적으로 균형
을 더 어지럽히는 악순환으로 이어질 수 있습니다. 이 역시 파킨
슨병에서 흔히 나타나는 '비회전성 어지럼'의 한 형태입니다.

3. 다른 신경 퇴행 질환 어지럼

파킨슨병 이외에 다른 신경 퇴행 질환에서도 비슷한 형태의 어
지럼이나 불안정감이 나타날 수 있습니다.

　예를 들어, 다계통위축증MSA이나 진행성핵상마비PSP와 같
은 질환에서는 움직임과 자세, 균형을 조절하는 뇌 기능이 더 넓
게 영향을 받습니다. 이 과정에서 걸음이 점점 불안정해지거나,

몸의 중심을 잡기 어려워지면서 어지럽다고 느끼는 경우도 적지 않습니다. 특히 소뇌 기능이 함께 저하되는 경우에는 회전성 어지럼보다는 술에 취한 것처럼 비틀거리는 느낌이나, 몸이 계속 한쪽으로 쏠리는 불안정감이 주된 증상으로 나타나는 경우가 많습니다.

이러한 변화는 갑자기 생기기보다는 수개월에서 수년에 걸쳐 서서히 진행되는 특징을 보이며, 시간이 지나면서 보행 장애와 균형 문제가 심해지는 경우가 많습니다.

4. 자율신경 기능 저하로 인한 어지럼

파킨슨병을 비롯한 여러 신경 퇴행 질환에서는 움직임 문제와 함께 자율신경 기능 이상이 동반되는 경우도 적지 않습니다. 특히 ①갑자기 일어설 때 ②오래 서 있을 때 ③식사 후에 어지럽거나 머리가 멍해지는 느낌이 들 수 있습니다. 이는 혈압 조절이 원활하지 않아 일시적으로 뇌로 가는 혈류가 줄어들기 때문입니다. 심한 경우에는 순간적으로 의식을 잃을 수도 있습니다.

이러한 어지럼은 누웠다 일어날 때 더 심해지고, 앉거나 누우면 호전되는 경향을 보입니다. 그러니 이런 증상이 생기면 갑자기 움직이기보다는 천천히 앉거나 일어나는 것이 도움이 됩니다.

자율신경 기능 저하로 인한 어지럼은 귀의 전정 기능 이상보다는 전신의 혈압과 신경 조절 문제로 이해하는 것이 더 적절한 경우가 많습니다. 파킨슨병과 같은 신경 퇴행 질환에서의 어지럼은 갑자기 시작되기보다는 천천히, 점진적으로 나타나는 경우가 많습니다. 아래와 같은 경우 급성 귀 질환이나 뇌졸중보다는 신경 퇴행 질환을 의심할 필요가 있습니다.

❶ 이전보다 자주 중심을 잃는 느낌이 든다.

❷ 걷는 속도가 점점 느려진다.

❸ 넘어질 뻔한 경험이 늘어난다.

"파킨슨병과 신경 퇴행 질환" 정리

➕ 파킨슨병은 단순히 몸이 떨리는 병이 아닙니다. 파킨슨병 환자는 움직임과 자세, 균형을 조절하는 뇌 기능이 서서히 변화하면서 어지럼과 불안정감을 함께 느낄 수 있습니다.

➕ 파킨슨병에서의 어지럼은 빙빙 도는 느낌보다는 몸의 중심이 무너지는 듯한 불안정감으로 표현되는 경우가 많습니다. 이러한 특징을 이해하면, 어지럼의 원인을 귀 질환이나 급성 뇌 질환과 구분하는 데 중요한 단서를 얻을 수 있습니다.

"파킨슨병과 신경 퇴행 질환" 정리

몸이 지쳐서 여유가 없을 때 생기는 어지럼

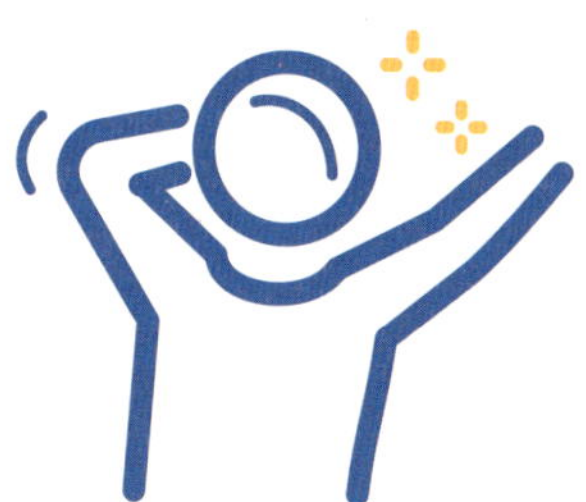

제5부에서는 빈혈, 멀미 등 신체 변화나 스트레스, 균형을 유지하는 기관들 간 불일치로 인해 발생할 수 있는 어지럼증에 대해서 설명합니다. 특히 최근 증가하고 있는 지속적 체위-지각 어지럼증PPPD과 같은 만성적인 어지럼증을 살펴봅니다.

1장

빈혈: 피에 산소가 부족해 생기는 어지럼

1. 빈혈이란

빈혈은 피에서 산소를 운반하는 단백질인 헤모글로빈이 모자라서 나타나는 질환으로 어지럼증을 진단할 때 제일 먼저 확인해야 하는 만성 질환입니다. 발생 원인과 치료 방향이 다른 질환과는 완전히 다르기 때문입니다.

기립성 저혈압과 일과성 뇌허혈증이 뇌에 혈액 공급이 순간적으로 이루어지지 않는 상태라면, 빈혈은 피는 잘 순환하지만 피에 산소가 부족한 상태입니다. 서서히 만성화되므로 어지럼보다는 피로나 무기력감이 느껴질 수 있습니다. 뇌로 산소를 더 많이 공급하기 위해서 심장 박동이 늘기 때문에 주로 가슴이 두근거리는 증상을 동반하고 가슴이 답답하거나 숨이 가쁘기도 합니다.

심할 때는 기립성 저혈압에서처럼 눈앞이 캄캄해지는 블랙아웃을 경험하기도 합니다.

다행히 우리나라에서는 쉽게 빈혈 검사를 받을 수 있습니다. 병원에서 피 검사를 하면 헤모글로빈 수치를 알려주는데, 정상 헤모글로빈 수치는 나이에 따라 다르지만 남성은 13~17g/dl, 여성은 12~15g/dl 정도입니다. 헤모글로빈 수치가 10g/dl 이하면 빈혈이 있는 것입니다.

2. 빈혈과 어지럼

빈혈이 생기면 우리 몸에 산소 공급이 부족해집니다. 몸을 움직이지 않을 때는 산소량이 모자라지 않지만 몸을 많이 쓰게 되면 사용해야 하는 산소의 양보다 공급되는 산소의 양이 적어지면서 몸의 각 기관에서 기능 저하가 발생합니다. 그래서 빈혈이 있는 사람은 평소에는 증상이 없거나 가벼운 증상만 있다가, 몸을 움직이거나 운동을 할 때 심한 증상이 발생합니다. 대표적인 증상이 어지럼입니다. 숨이 가빠지고, 심장이 빨리 뛰다가 눈앞이 아찔해지고 희미하게 보이면서 몸에 힘이 빠집니다. 이럴 때는 안전한 곳에 눕거나 앉아서 휴식을 취하면 수 분 내에 증상이 호전됩니다.

귀에 문제가 있어서 생기는 어지럼, 즉 이석증, 전정 신경염 등에서 발생하는 어지럼과의 차이는 회전성이 아니라는 것입니다. 이석증이나 전정 신경염에 의한 어지럼은 몸이 돌거나 세상이 도는 것처럼 느껴집니다. 하지만 빈혈에 의해 발생하는 어지럼은 회전하는 느낌이 들지 않고 아찔하거나, 눈앞이 캄캄해지고, 몸에 힘이 빠져서 주저앉고 싶어집니다.

3. 빈혈의 진단과 예방

어지럼의 원인을 찾을 때는 보통 귀에 문제가 있는지를 확인합니다. 이후 혈액 검사로 빈혈을 찾을 수 있습니다. 혈중 헤모글로빈 수치가 많이 낮다면 그 원인을 찾아야 합니다. 수치가 낮다는 것은 헤모글로빈 단백질이 모자라다는 뜻이니, 단백질이 어딘가로 빠져나가고 있을 가능성을 의심해보아야 합니다.

몸속 어딘가에서 출혈이 있으면 피를 아무리 많이 만들어도 계속 모자랄 수밖에 없습니다. 눈에 보이지 않는 출혈이 주로 생기는 곳은 위장관(소화 기관)입니다. 변에 섞인 피는 붉지 않고 검게 변해서 장에서의 출혈은 쉽게 발견하기 어렵기 때문입니다. 젊은 여성이라면 생리혈 과다로 헤모글로빈 수치가 낮아진 것은 아닌지 확인해야 합니다. 영양 공급이 부족한 경우, 단백질 섭취가 적은 경우에도 헤모글로빈이 적게 생성되어서 빈혈이 생길 수 있습니다. 주로 질병이 있거나 노년층일 경우에 해당합니다.

헤모글로빈을 만드는 과정 자체의 문제인지를 보려면 헤모글로빈의 재료에 문제가 있는지를 파악해야 합니다. 골수에서 헤모글로빈을 만들 때 꼭 필요한 요소인 철분이 부족해서 헤모글로빈 수치가 낮아졌을 수도 있습니다. 그래서 빈혈이 있을 때 철분제제를 섭취해야 하는 것입니다. 임신 중에는 헤모글로빈 생산에 필수적인 철분, 비타민 B_{12}, 엽산이 부족해지기 쉽기 때문에 더욱 주의를 기울여야 합니다. 유전적으로 허약한 헤모글로빈이 만들어질 경우에도 빈혈이 나타날 수 있습니다.

이처럼 빈혈의 진단은 쉽지만 그 원인을 찾고 해결하는 것은 간단하지 않습니다. 만성적 피로와 함께 어지럼이 느껴지고 피검사 결과에서 빈혈이 의심된다면 바로 원인을 찾아야 합니다. 영양분 섭취를 통해 빈혈을 예방하고 싶다면, 철분이 많이 함유된 식품인 간, 굴, 달걀노른자, 살코기 등을 섭취해야 합니다. 비타민 B_{12}가 많이 함유된 육류(간, 허파), 어류, 유제품 등의 동물성

| 그림 5-1. 정상 적혈구(좌)와 유전자 결함으로 인해 낫 모양으로 변한 적혈구(우) |

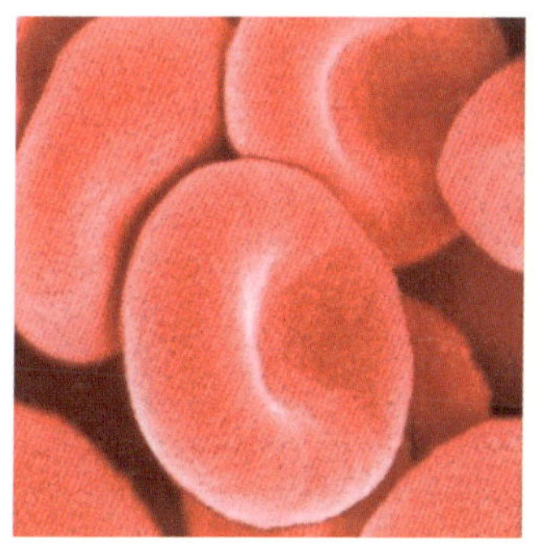 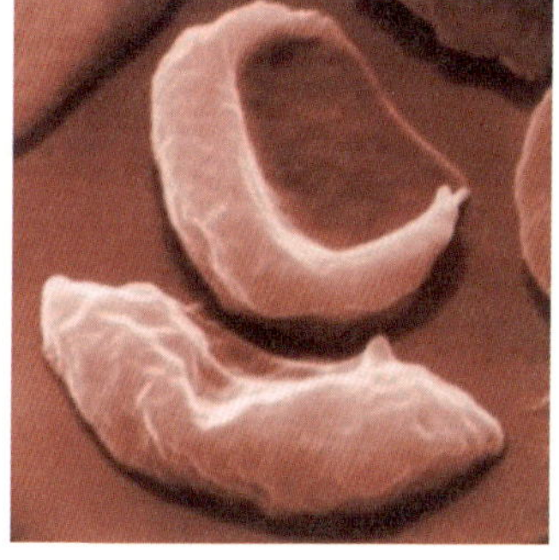

식품, 엽산이 많이 들어 있는 간과 채소의 섭취를 늘리면 좋습니다. 또한 비타민 C는 십이지장의 철 흡수를 도와주므로 비타민 C가 많이 함유된 감귤류, 딸기 등의 과일이나 신선한 채소를 매일 섭취하는 것도 도움이 됩니다.

세포 노화를 억제하는 항산화 물질인 탄닌은 철분 흡수를 저해하므로 철분 제제를 복용할 경우에는 녹차, 홍차와 같이 탄닌이 풍부한 음료를 마시지 않아야 합니다. 하지만 원두커피, 와인, 덜 익은 과일, 밤, 도토리, 참나무, 복분자 등과 같은 수많은 식품에 탄닌이 포함되어 있어 모두 피하기는 힘들 수 있으니 이러한 식품을 과도하게 섭취하지 않는 것부터 시작합니다.

2장

멀미: 시각 정보와 평형 정보가 충돌해 어지러운 질환

1. 멀미란

'어지럼' 하면 쉽게 연상되는 단어가 멀미입니다. 자동차, 배, 비행기를 타고 멀미를 한 번도 겪어보지 않은 사람은 아마 없을 것입니다. 심지어 엘리베이터를 탈 때 멀미하는 사람도 있습니다. 그렇다면 멀미란 무엇이고, 왜 생길까요?

멀미는 눈으로 본 시각 정보와 몸의 균형을 느끼는 전정 감각, 그리고 몸의 위치를 느끼는 체성 감각 사이의 '정보 불일치'로 인해 발생하는 일시적인 신체 반응입니다. 예를 들어 배를 타면 파도가 출렁일 때마다 평형 기관은 몸이나 머리가 움직인다고 인식합니다. 그런데 배 안의 벽이나 먼바다를 보면 그다지 변화가 없어 보입니다. 이럴 때 평형 기관이 전달한 "머리와 몸이 흔들린다"는 평형 정보와 눈이 알려준 "별로 움직임이 없다"는 시각 정보가 뇌에서 충돌합니다. 귀에서는 흔들린다고 하는데 눈은 아니라고 하니까, 뇌는 어떤 정보가 맞는지 헷갈립니다. 결국 우리 몸에 심각한 문제가 발생한 것으로 착각해서 구역, 구토 중추를 자극합니다. 그래서 배를 탈 때는 먼바다를 보지 말고 배의 흔들림을 인지할 수 있는 물체를 바라보거나 차라리 눈을 감고 있는 것이 낫습니다.

멀미는 특정 검사보다는 환자의 병력 청취와 증상을 통해 진단합니다. 예를 들어 멀미의 주된 증상은 (회전성 어지럼이 아닌) 어지럼, 메스꺼움, 구토, 식은땀, 침 분비 증가 또는 두통입니다. 차를 타고 가는 중에 심한 어지럼과 구토 증상이 나타났는데 휴식을 취한 이후에도 이어지고 며칠간 지속된다면 멀미가 아닌 전정 신경염 등 다른 어지럼 질환을 의심해서 병원을 방문해야 합니다.

2. 멀미를 잘하는 사람, 그렇지 않은 사람

어릴 적에는 차만 타면 멀미가 나서 창문을 열고, 그래도 힘들면 내려서 쉬어가야 했는데, 어른이 되고 나서는 멀미를 거의 하지 않는 사람이 대부분입니다. 성인의 뇌는 여러 감각 신호를 통합하고 예측하는 처리 능력이 발달했기 때문에 설령 전달되는 정보 간에 다소 오차가 있더라도 이를 종합적으로 정리해서 이해할 수 있기 때문입니다. 멀미의 원인이 우리 몸의 균형을 담당하는 여러 기관에서 수집한 정보의 불일치로 인해 발생한다고 말씀드렸죠?

어른이 되어서도 유독 심하게 멀미를 하는 사람은 그렇지 않은 사람과 비교했을 때 뇌가 감각 정보를 처리하는 방식에서 차이점을 보입니다. 단순히 '비위가 약해서' 그런 것이 아니라, 신경생리학적 요인들이 복합적으로 작용한 결과입니다. 예를 들어 여러 정보 사이의 미세한 오차를 뇌가 훨씬 더 위험하거나 중요한 오류로 인식하여 강력한 거부 반응을 일으킵니다. 자율신경계가 안정적으로 유지되지 못하고, 교감신경이 급격히 활성화되면서 식은땀, 안면 창백, 심박 수 변화 등의 신체 증상이 더 빠르고 강하게 나타나며, 뇌의 구토 중추가 자극에 반응하는 기준점이 낮아 남들은 대수롭지 않게 넘길 수준의 감각 충돌에도 쉽게 구역감을 느낍니다.

또 멀미가 심한 사람은 시각 정보, 전정 감각, 체성 감각 중 시각 정보에 지나치게 의존하는 경향이 있습니다. 컴퓨터 게임을 하더라도 멀미를 느끼는 경우가 있는데, 몸이 의자에 고정된 채로 시각적 자극을 받기 때문입니다.

반대로 멀미를 덜 하는 사람은 뇌가 감각 불일치 상황에 빠르게 적응하거나, 무해한 오류로 처리하는 등 전정 적응vestibular adaptation 능력이 뛰어나다고 할 수 있습니다.

대표적인 전정 기관 관련 질환으로는 이석증, 메니에르병, 그리고 전정 신경염이 있습니다. 이석증은 머리 위치를 바꿀 때마다 극심한 어지럼이 나타나는 질환입니다. 환자는 머리를 가만히 두어야 하는데, 자동차가 덜컹거리면 당연히 어지럼이 심해지면서 멀미 증상 역시 악화됩니다.

메니에르병은 달팽이관과 전정 기관의 림프액 압력이 높아져서 발생하는 질환으로 평소에도 높은 압력으로 인해 귀가 먹먹합니다. 여기에 조금만 자극이 가해져도 쉽게 어질어질하다고 느낄 수 있습니다.

전정 신경염은 주로 한쪽 전정 기관이 바이러스 감염 등으로 인해 기능이 떨어진 상태를 말하며, 특히 불완전하게 회복된 경우 좌우 귀에서 뇌로 보내는 신호의 균형이 깨지고 이로 인해 한동안 멀미를 심하게 느낄 수 있습니다.

편두통 환자들 역시 멀미를 심하게 앓는다고 알려져 있습니다. 제4부 2장에서 설명드렸듯이 편두통 환자의 뇌는 빛, 소리, 냄새 등의 외부 자극에 매우 민감한 상태로 일반인들은 대수롭지 않게 느낄 정도의 흔들림이나 시각적 변화에도 과도하게 반응하여 더 심하게 멀미를 느낍니다. 더욱이 편두통 환자는 뇌 속 신경 전달 물질인 세로토닌 수치가 불안정한데 멀미가 나면 세로토닌 수치의 급격한 변화로 구토 중추가 자극되어 메스꺼움, 구토 증상이 훨씬 심하게 나타날 수 있습니다.

멀미가 생기는 전형적인 상황은 자동차 뒷자리에서 책을 보거나 스마트폰을 들여다볼 때입니다. 고개를 들어 창밖을 보거나 시야를 정면에 고정하여 내 몸이 움직이고 있다는 것을 눈에 알려주는 것만으로도 멀미가 잦아들 때가 많습니다. 좌석을 선택할 때는 흔들림이 가장 적은 위치를 선택하면 좋은데, 예를 들어 자동차는 앞 좌석, 버스나 배는 중앙, 그리고 비행기는 날개 근처입니다. 특히 장거리 자동차 여행을 할 때는 앞 좌석에 앉아 진행 방향이 시야에 들어오도록 하고, 중간중간 내려서 신선한 공기를 쐬며 공복 상태나 과식은 피하는 것이 좋습니다.

멀미약을 복용할 경우, 일단 멀미 증상이 나타난 후에는 약물 효과가 떨어지므로 사전 복용이 중요합니다. 예를 들어 배를 타기 전에 디멘히드리네이트 성분의 약을 먹거나(보나링에이정 등) 항콜린제 성분의 멀미약 패치(키미테 등)를 귀 뒤에 붙이면 평형 기관을 안정시키고 심한 움직임에도 반응하지 않도록 해서 멀미를 예방할 수 있습니다. 그렇지만 피부에 붙이는 패치 형태의 멀미약은 용량 조절이 불가능해서 입 마름이나 시력 저하 같은 부작용이 나타날 수 있으므로 주의해야 합니다.

3장

지속적 체위–지각 어지럼증: 만성 어지럼증의 원인

1. 지속적 체위–지각 어지럼증이란

지속적 체위–지각 어지럼증Persistent Postural-Perceptual Dizziness(PPPD)은 전정 기능 검사 결과는 정상임에도 어지럼과 평형장애가 반복되는 증상입니다. 건강보험심사평가원은 2024년 한 해 동안 어지럼으로 병원을 방문한 환자가 984,348명에 달했다고 발표했으며, 이 수치는 증가 추세에 있습니다. 어지럼으로 병원을 방문한 환자 대부분이 평형 기관 이상으로 진단받지만, 정신건강의학과적 문제로 인한 어지럼 역시 15%에 달합니다. 내원하는 환자 중에도 심리적인 어려움 때문에 어지럼이 심해졌거나, 귀의 기능은 정상인데 귀 때문에 어지럽다고 생각하는 경우가 있습니다.

그래서 어지럼 환자를 치료하는 의사의 중요한 역할 중 하나가 어지러운 게 귀 때문인지(말초성), 뇌 때문인지(중추성), 아니면 심리적 요인 때문인지(심인성) 명확히 구별하는 것입니다. 의사는 어지럼 환자를 정확하게 진단하기 위해 병력을 상세하게 듣고 진찰한 다음 다양한 종류의 전정 기능 검사를 시행합니다. 그런데 전정 기능 검사에서 정상으로 판정받고 뇌 MRI 촬영에서도 문제가 나타나지 않아도 어지러워서 불안하고 힘들다고 하시는 분들이 있습니다. 그런 분들을 '체위-지각 어지럼'으로 진단합니다.

체위-지각 어지럼은 실제 균형을 담당하는 기관의 손상은 없으나 이를 받아들여 균형을 잡는 뇌의 기능이 제대로 작동하지 않기 때문에 발생합니다. 뇌가 양쪽 귀의 전정 기관으로부터 들어오는 균형 정보에 너무 예민해져서 평소라면 무시했을 법한 아주 미세한 흔들림조차 위험하다고 인지하는 상태입니다.

지속성 체위-지각 어지럼증 환자는 빙글빙글 도는 어지럼은 아닌데 서 있으면 자꾸 넘어질 것 같은 느낌이 들고, 어지럼 때문에 쓰러질까 봐 불안해서 더 어지러운 것 같다고 증상을 설명합니다. 말 그대로 어지러워서 어지러운 환자가 아니라, 어지러울까 봐 어지러운 환자입니다.

예전에는 '만성 주관적 어지럼Chronic Subjective Dizziness(CSD)이라고 해서 심리적인 면을 더 강조했다면 최근에는 불안, 공황 등의 심리적 이유뿐만 아니라, 뇌가 평형 감각 정보를 처리하는 방식에 문제가 생긴 '기능적 뇌 질환'으로 접근하고 있습니다. 그래서 세계보건기구WHO의 국제질병분류 제11차 개정판(ICD-11)에 지속적 체위-지각 어지럼증이 공식 등재되었습니다.

2. 지속적 체위-지각 어지럼증의 특징

환자들은 3개월 이상 거의 매일 몸이 붕 떠 있거나 구름 위를 걷는 듯한 느낌, 혹은 배 위에 올라탄 것처럼 흔들리거나 출렁거리는 느낌을 받습니다. 머릿속이 멍하거나 안개가 낀 듯한 '브레인 포그Brain Fog'를 자주 호소하고 서 있을 때 금방이라도 쓰러질 것 같은 공포감을 느끼거나 몸이 한쪽으로 기우는 듯한 감각을 경험합니다. 가만히 앉아 있거나 누워 있을 때는 괜찮다가도, 일어서거나 걷기 시작하면 어지럼과 불안정감을 느끼기 시작합니다. 장을 보러 마트에 갈 때 진열대에 놓인 다양한 물건들을 고르고 있자면 어질어질하고, 사람 많은 거리를 걷거나 붐비는 지하철을 탈 때, 심지어 스마트폰을 위아래로 스크롤할 때도 어지럼을 느낍니다.

증상이 심해지면 환자들은 어지럼을 조절하기 위해서 몸에 과도하게 힘을 주고, 그 결과 목이나 어깨의 통증, 근육 결림을 겪을 수 있습니다. 또 넘어지지 않는 데 지나치게 집중하면서 외출만 다녀오면 평소보다 심하게 피로를 느낍니다.

지속적 체위-지각 어지럼증의 흔한 증상은 다음과 같습니다.

❶ 수개월 동안 어지럼이 지속된다.

❷ 사소한 두부 충격 이후 어지럼이 시작됐다.

❸ 주변이 불안정하고, 붕 떠 있는 듯한 느낌이 들며, 술을 너무 많이 마신 듯한 느낌이 든다.

❹ 마트에서 장을 보거나, 계단을 내려갈 때, 네온사인 간판을 볼 때 등 움직임이나 시각 자극에 의해 증상이 악화된다.

❺ 걷다가 주변 사물에 잘 부딪히지만 넘어지지는 않는다.

❻ 어지럼이 악화 및 호전을 반복하며 지속된다.

❼ 전정 기능 검사를 포함한 기능 검사 결과가 정상이다.

지속적 체위-지각 어지럼증은 어떤 사람에게 발생할까요? 불안을 잘 느끼고 내성적인 사람 혹은 완벽주의 성향이 있는 성향이 있는 사람에게서 주로 나타난다고 알려져 있습니다. 외부로부터 받는 스트레스를 속에 차곡차곡 쌓아두었다가 '마음의 병'을 키운 사람들입니다. 항상 모든 일을 완벽하고 빈틈없이 처리해야 직성이 풀리는 강박적인 성격 역시 지속적 체위-지각 어지럼증을 유발할 수 있습니다.

특히 지속적 체위-지각 어지럼증으로 진행되기 쉽다고 알려진 성격으로 D유형 성격Type-D Personality이 있습니다. D유형 성격의 사람들은 다른 유형의 사람들에 비해 만성적 스트레스에 쉽게 노출되어 불안과 우울의 정도가 높을 수 있습니다. 타인과의 관계에 제한적이고 지속적인 긴장을 느끼기 때문에 스트레스를 잘 인지하지 못하고 자신의 건강 상태에 대한 인식 수준도 낮아 자기 관리에 취약하다고 합니다.

19세기 독일의 정신건강의학과 의사인 카를 웨스트팔 박사는 1871년에 낯선 거리나 사람들이 밀집한 백화점, 광장 같은 공공장소에 가면 심한 공포감을 느껴 어지럼과 가슴 두근거림을 호소하는 환자들에 대한 증례를 발표하고 이를 광장 공포증Agoraphobia이라고 명명했습니다. 이때 '광장'이란 단순히 넓은 장소를 의미하는 것이 아니라 심리적으로 위축되고 불안한 느낌을 주는 장소 혹은 상황을 의미합니다.

MRI 촬영을 위해 검사대에 누웠는데 좁고 답답한 통에 들어가서 30분 동안 가만히 참느라 불쾌했던 분들, 도저히 참지 못하고 검사를 포기했던 분들이 있습니다. 이런 폐쇄 공포증도 광장 공포증에 포함됩니다. 광장 공포증 환자의 3분의 2가 공황 장애를 앓고 있으므로 광장 공포증과 공황 발작은 거의 동시에 나타날 수 있습니다.

공황 장애는 특별한 이유 없이 갑자기 극도의 공포가 느껴지면서 숨이 막히거나 심장이 터질 것 같은 불안 증상을 보이는 정신과 질환입니다. 어지럼은 공황 장애의 주요 증상 중 하나이며, 발작적으로 어지럼만 나타나는 공황 장애도 있습니다. 지속적 어지럼증은 정신과 질환은 아니지만, 공황 장애와 공통점이 많습니다. 체위-지각 어지럼증 환자에게 공황 장애 치료를 위해 사용하는 세로토닌 재흡수 억제제Selective Serotonin Reuptake Inhibitors(SSID)나 인지행동치료가 효과적인 것도 같은 이유에서입니다.

2009년 독일의 크리스토프 베스트 박사 연구팀은 다양한 종류의 어지럼증을 진단받은 환자들을 1년 동안 지켜보면서 우울감과 부적응 등에 대한 설문 조사를 실시했습니다. 그 결과, 이석증, 전정 신경염, 메니에르병, 편두통성 어지럼증 환자 중 편두통

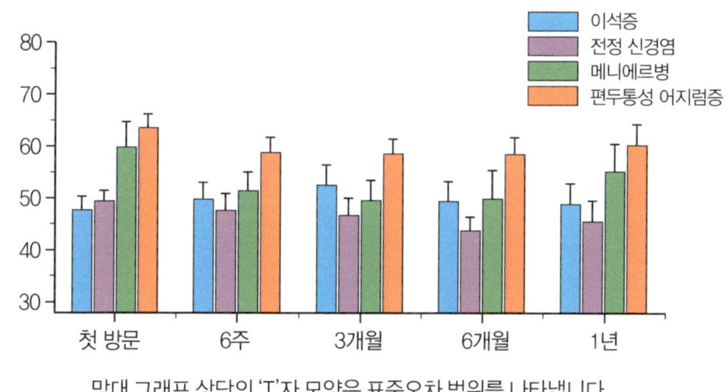

막대 그래프 상단의 'T'자 모양은 표준오차 범위를 나타냅니다.

성 어지럼증 환자의 불안 및 스트레스 지수가 가장 높은 것으로 나타났습니다.

지속적 체위-지각 어지럼증 환자의 75% 이상이 이석증, 전정 신경염, 메니에르병 같은 실제 전정 기관의 이상으로 인한 어지럼 증을 겪은 후 그 후유증으로 어지럼이 발생합니다. 결국 불안이 어지럼을 악화시키고, 어지럼이 다시 불안을 키우는 악순환이 형성되어 일상생활에 곤란을 겪고 병원을 방문하게 됩니다. 환자는 주로 걷거나 서 있을 때, 계단을 내려갈 때, 많은 사람 사이를 지나갈 때 중심을 잡기 힘들고 불안정한 증상이 심해집니다.

이석증이나 전정 신경염 환자는 처음에는 심하게 어지럽지만 점차 좋아지므로 재발에 대한 불안이 덜한 반면에 편두통성 어지럼증 환자는 평소에 잠잠하다가도 언제 심한 두통과 어지럼이 발생할지 모른다는 두려움이 있어 시간이 지나도 불안할 수밖에 없습니다. 발작적 어지럼이 나타나는 메니에르병 환자도 마찬가지입니다. 그래서 재발할 수 있는 어지럼증을 앓는 환자들에게는 무엇보다도 심리적 안정이 중요합니다.

3. 지속적 체위-지각 어지럼증의 기준

2017년 국제 평형 장애 학회인 바라니 학회에서 기능적 어지럼을 지속성 체위-지각 어지럼증으로 정의하고 진단 기준을 제시했습니다. 기능적 어지럼을 진단하기 위해서는 아래의 5가지 기준(A~E)을 모두 만족해야 합니다.

A. 주요 증상의 지속성

- 어지럼Dizziness, 자세 불안Unsteadiness, 또는 비회전성 현훈Non-spinning vertigo 중 하나 이상의 증상이 3개월 이상 지속되며, 1개월에 15일 이상 나타남
- 증상은 대개 몇 시간 동안 지속됨(종일 지속될 필요는 없음)
- 강도는 하루 중에도 변할 수 있음

B. 증상 악화 요인

- 기립 자세: 서 있거나 걷고 있을 때

- 움직임: 머리나 몸의 능동적/수동적 움직임(방향이나 강도와 무관)
- 시각 자극: 움직이는 시각 자극(TV, 영화)이나 복잡한 시각 패턴(대형 마트의 진열대, 복잡한 무늬의 카펫 등)에 노출될 때

C. 선행 사건(유발 계기)

- 보통 급성 또는 간헐적인 어지럼증을 유발하는 사건 이후에 발생함
- 예: 이석증, 전정 신경염, 메니에르병, 편두통성 어지럼증, 공황발작, 혹은 가벼운 머리 부상 등

D. 일상 기능 저하

- 이 증상으로 인해 심한 정신적 고통을 겪거나, 직업/사회 생활 등 일상적인 기능 수행에 유의미한 방해를 받음

E. 타 질환 배제

- 해당 증상이 심혈관계 질환, 뇌질환 등 다른 신체적 질환이나 정신과적 질환으로 더 잘 설명되지 않음

불안정한 감정, 강박적인 성격이 지속적 체위-지각 어지럼증을 유발하는 절대 조건은 아닙니다. 지속적 체위-지각 어지럼증은 다른 어지럼 관련 질환 가능성을 완전히 배제한 다음에야 정확히 진단할 수 있는 질환입니다. 이 병이 정신건강의학과 질환이 아니라 신경이과 질환이라는 점을 환자들에게 설명할 때도 강조합니다.

또한 모든 어지럼 후유증이 기능적 어지럼증은 아닙니다. 기능적 어지럼증을 악화하거나 유발하는 원인으로는 급성 혹은 반복적인 어지럼으로 인한 불안, 가벼운 머리 손상이나 교통사고 등으로 인한 목뼈 손상, 불안증이나 공황 장애, 복용하던 약의 부작용, 부정맥이나 자율신경계 장애를 들 수 있습니다.

4. 지속적 체위-지각 어지럼증의 진단

진료실에서 어지러워서 힘들다고 말하는 학생들에게 어느 요일, 어느 시간대에 무슨 행동을 할 때 특히 어지러운지 물어보면 대부분 집에 있을 때는 괜찮다가도 학교에 가면 어지러워서 양호실에 누워 있는다고 대답합니다. 어릴수록 증상을 설명하기 어려워하지만 더 관심을 갖고 편두통 등의 동반 여부를 물어보는 것이 중요합니다.

부모님이 먼저 아이가 어지럼을 호소하는 수준이나 특별히 먹었던 음식 등을 자세히 살펴보는 것도 좋습니다. 아주 드물긴 하지만, 따돌림을 당했던 학생 중에 자신의 스트레스를 표현할 방법이 없어 어지럼을 호소하며 병원에 오기도 합니다.

지속적 체위-지각 어지럼증 환자 대부분이 불안증과 우울증으로 힘들어할 수 있습니다. 본인은 어지러워서 힘든데, 이 병원 저 병원을 다녀봐도 뾰족한 진단과 치료를 받지 못해서 이대로 평생 어지럽게 살아야 하나 걱정합니다. 그러니 환자가 지속적 체위-지각 어지럼증으로 진단받으면 가족과 주변 지인이 평소 환자가 심한 어지럼을 느끼는 상황이 무엇인지 확인해야 합니다. 그리고 마음의 안정을 위해 자주 대화하고 어지럼을 충분히 극복할 수 있다는 자신감을 심어주어야 합니다.

환자를 치료하는 의사들도 단순히 약 처방과 검사만을 반복할 것이 아니라, 환자에게 지금은 힘들겠지만 열심히 치료하고 재활운동을 하면 회복될 것이라는 믿음을 주어야 합니다.

5. 지속적 체위-지각 어지럼증의 치료

지속적 체위-지각 어지럼증의 치료에는 총 6가지 단계가 있습니다.

❶ 진단 후 어떤 병인지 설명한다.

❷ 환자를 안심시키고 앞으로 일어날 일들을 예측한다.

❸ 어지럼을 악화하는 조건을 제시한다.

❹ 필요한 경우 약물 치료를 시행한다.

❺ 정신건강의학 치료가 필요한지 확인하고 진행한다.

❻ 전정 재활 운동 요법을 시도한다.

진단을 마치고 본격적인 치료에 앞서 의사는 환자와 충분한 대화를 통해 지속적 체위-지각 어지럼증이 불치병이 아니라 적극적으로 대처하고 노력하면 얼마든지 좋아질 수 있는 병이라는 확신이 들게 해야 합니다. 자신감 상실로 인해 퇴사를 고려하고 이렇게 살 거면 차라리 죽는 게 낫다는 극단적인 생각까지 하는 환자도 있기 때문입니다.

전정 기능 검사에서 특별한 이상이 발견되지 않았거나, 환자의 심리 상태를 고려해 만성적 체위-지각 어지럼증으로 진단하는 경우, 의사는 환자에게 왜 어지러운지 차근차근 설명해야 합니다. 특히 앞서 언급했듯 이 질환이 정신건강의학과 질환이 아닌, 심한 어지럼증으로 인한 스트레스 장애임을 강조해야 합니다. 전정 기능 검사 결과를 환자와 보호자가 이해하기 쉽게 설명해주고, 필요하다면 뇌 MRI 검사를 통해 머리의 문제가 아님을 확인한 후에 다음 단계로 넘어갈 수 있습니다.

(1) 약물 치료

지속적 체위-지각 어지럼증으로 진단받은 경우, 약물 치료의 필요성을 따져보아야 합니다. 진료를 받으러 오는 환자 대부분이 어지럼 관련 약물을 이미 복용하고 있습니다. 어지럼 치료 약물을 복용했던 환자에게는 약물을 반복해서 처방하지 않고, 지금까지 사용한 약물과 전혀 다른 목적의 약물을 처방합니다.

효과적이라고 알려진 약물은 선택적 세로토닌 재흡수 억제제로 설트랄린Sertraline(졸로푸트정), 에스시탈로프람Escitalopram(렉

사프로정), 파록세틴Paroxetine(팍실정), 플루옥세틴Fluoxetine(프로작
정) 등이 있습니다. 4주 이상 꾸준히 사용할 것을 권장하며 약물
사용 시 60~70%의 환자가 어지럼 호전 반응을 보인다고 알려져
있습니다.

하지만 일반적인 급성 어지럼증 치료에 사용되는 항히스타민
제(멀미약)나 벤조디아제핀(안정제) 계열의 약물은 지속적 체위-
지각 어지럼증의 치료에 효과가 없으며, 장기 복용할 때 오히려
뇌의 기능 회복을 방해할 수 있으므로 권장되지 않습니다.

(2) 인지 행동 치료

인지 행동 치료Cognitive Behavior Therapy는 지속적 체위-지각 어
지럼증 환자의 어지럼증 자체를 없애는 수술이나 시술이 아니라,
어지럼을 대하는 환자의 생각과 대응 방식을 교정하여 증상을
완화하는 심리, 행동 치료법입니다. 인지 교정 치료를 통해 '난
평생 어지러울 거야' 등의 부정적인 생각을 바로잡고 지금 왜 어
지러운지 정확한 설명을 통해 공포심을 줄여주고, 행동 교정 치
료를 통해 어지러울까 봐 외출을 삼가거나 사람들이 북적이는
마트 등을 피하는 행동 등을 서서히 줄여주고 어지럼을 일으키
는 시각적 상황이나 상황에 잘 적응할 수 있도록 도와줍니다. 인
지 행동 치료는 '어지럼 → 불안 → 신경 과민 → 어지럼 악화'로
이어지는 악순환의 고리를 끊어주며 약물 치료 및 전정 재활 운
동과 병행할 때 큰 효과를 보입니다.

(3) 전정 재활 운동 치료

전정 재활 치료Vestibular Rehabilitation Therapy는 과민해진 뇌의 균형 감각을 정상화하고, 어지럼을 유발하는 자극에 뇌가 익숙해지도록 만드는 '신경 재학습' 과정입니다. 환자는 낙상의 위험이 없는 상태에서 어지럼을 유발하는 특정 움직임을 반복하여 뇌가 해당 자극을 더 이상 위험으로 인식하지 않게 하며, 시각 외에 전정 감각이나 체성 감각을 활성화할 수 있도록 눈을 감고 중심을 잡는 훈련을 하게 됩니다.

전정 재활 치료의 목적은 뇌의 균형 회로를 재구성하는데 있기 때문에, 하루 2~3회씩 매일 규칙적으로 3~6개월 지속하는 것이 중요합니다. 이러한 전정 재활 치료의 방법에 대해서는 제7부 1장 "어지럼을 치료하는 전정 재활 운동"에 자세히 기술하였으니 참조하시길 바랍니다. 전정 재활 치료 역시 약물 치료 및 인지 행동 치료와 병행할 때 큰 효과를 보입니다.

지속적 체위-지각 어지럼증은 뇌와 전정 기관의 구조적인 손상이 아닌 평형 처리 시스템의 기능적 문제에 의한 질환입니다. 그렇기 때문에 생활하면서 더 적극적으로 행동하고 약을 복용하면서 꾸준한 전정 재활을 하면 얼마든지 좋아질 수 있다는 점을 환자에게 이해시켜야 합니다. 의사를 믿고 적극적으로 치료받으실 것을 당부합니다.

"몸이 지쳐서 여유가 없을 때 생기는 어지럼" 정리

➕ 빈혈은 혈액 내 산소 운반의 문제로 인한 만성적인 산소 결핍을 말하며, 피 검사를 통해 진단할 수 있습니다. 예방을 위해서는 단백질, 철분, 엽산, 비타민 B_{12} 등을 잘 섭취해야 합니다.

➕ 빈혈 때문에 생기는 어지럼은 회전성 어지럼이 아니며, 몸에 힘이 빠져서 주저앉거나 아찔한 느낌이 주로 생깁니다.

➕ 멀미는 눈과 귀를 통해 들어오는 정보가 서로 어긋나면서 발생하는 문제입니다. 병은 아니지만, 교통수단을 탈 때마다 겪는다면 일상생활이 불편하므로 평형 기관의 반응을 완화하는 방법을 미리 찾아두는 것이 좋습니다.

➕ 검사 결과는 정상인데 어지러울 때, 이전에는 심리적인 면을 더 강조했다면 최근에는 불안, 공황 등의 심리적 이유뿐만 아니라, 뇌가 평형 감각 정보를 처리하는 방식에 문제가 생긴 '기능적 뇌 질환'으로 접근하고 있습니다. 이런 지속적 체위-지각 어지럼증은 지속적인 상담, 약물 치료, 전정 재활 운동으로 극복할 수 있습니다.

"몸이 지쳐서 여유가 없을 때
생기는 어지럼" 정리

어지럼을 치료하는 약, 어지럼을 일으키는 약

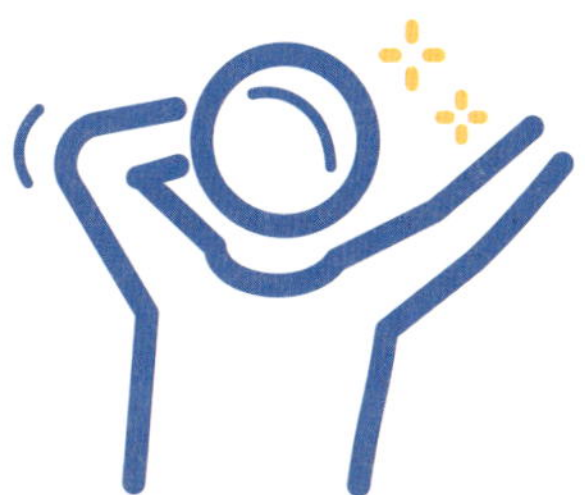

제6부에서는 어지럼에 흔하게 처방되는 약과 그 약을 슬기롭게 사용할 수 있는 방법을 정리합니다. 다른 질환을 치료하기 위한 약 중에 어지럼을 일으킬 수 있는 약에 대해서도 설명하겠습니다.

어지럼을 치료하는 약

현대 사회의 각종 문제가 심화되면서 약물이 필요한 사람도 늘어났습니다. 스트레스와 불안, 불면에 시달리는 사람이 많아졌고 난청과 관련된 이명을 호소하는 사람도 적지 않습니다. 노령 인구가 늘어나면서 이석증과 같은 어지럼 질환까지 폭증해 의사들은 어지럼 약, 안정제, 수면제 등의 약을 더 자주 처방합니다.

유용한 약물이 개발되면서 스트레스, 불안, 불면, 우울, 어지럼 등을 해소할 방법이 생겼습니다. 잘 알고 적절하게 사용하면 명약이지만, 과용하거나 남용하면 치명적일 수 있습니다. 장기간 복용할수록 부작용이나 의존성이 생길 수 있어 주의해야 합니다.

지금 복용하는 약물에 대해 얼마나 알고 있으신가요? 예를 들어 급작스럽게 어지럽고 토하고 빙글빙글 돌 때는 '어지럼 비상약', 즉 강한 약을 복용해야 합니다. 급성 어지럼 증상에는 약한 약이 듣지 않기 때문입니다. 급성 어지럼이 완화되면 어지럼을 조정하면서도 졸리거나 무력감에 빠지지 않을 정도의 약한 어지럼 약을 사용합니다.

시간이 더 지나 어지럼이 아예 없어지면 어떻게 해야 할까요? 가급적이면 어지럼 약을 끊고 전정 재활 운동 등 어지럼 완화 및 균형 감각 회복에 도움이 되는 운동을 열심히 하시면 됩니다.

이처럼 어떤 질환을 치료하든 증상과 시기에 따라 약물의 종류와 용량이 달라져야 합니다. 약물에 대한 반응은 사람마다 달라서 본인이 약물에 대해 잘 알고 의사의 지시를 참고해 본인의 증상에 따라 용량을 조절한다면, 어지럼을 효과적으로 치료할 수 있을 것입니다.

결국 모든 약을 끊고 일상으로 돌아오도록 하는 것, 만일 어지럼이 다시 닥친다고 하더라도 대응할 수 있는 약물과 방법을 잘 알고 있으니 일상생활을 좀더 평안하게 누릴 수 있게 하는 것이 진정한 의술이자 치유라고 생각합니다.

1. 어지럼 약을 잘 알고 복용해야 하는 이유

"처방 약들을 눈으로 보고 구별할 수 있습니까?"
"아니요. 어려울 것 같습니다."
"처방 약들을 직접 먹어본 적이 있습니까?"

"아니요. 병을 앓아본 적이 없어서…. 먹어봐야 하나요?"

"의사가 알아보지도 못하고 먹어보지도 못한 약을 환자들에게 처방할 수 있겠습니까? 무슨 과일인지도 모르고 주스로 만들어주고, 무슨 약초인지도 모르고 탕약을 달여주면 믿고 마실 수 있겠습니까?"

의사뿐만 아니라 환자도 복용하는 약, 특히 어지럼에 관한 약은 정확히 알고 사용해야 합니다. 매번 환자에게 처방할 약을 직접 보여주면서 자세히 설명하다 보면 환자도 필요에 따라 적절히 약을 사용하는 것에 능숙해집니다. 어떤 약이 본인에게 잘 듣고 어떤 약이 그렇지 않은지, 환자가 먹어보면서 계속 의사에게 알려주어 최선의 처방을 만들어나가야 합니다. 그러면 나중에 환자는 준전문가가 되어 약의 용량까지 스스로 조절하며 증상을 다스리게 됩니다. 이처럼 본인이 먹는 약은 본인이 잘 알고 쓸 줄 알아야 증상과 질병을 효율적으로 관리할 수 있습니다.

저 또한 회사에서 성과를 내야 한다는 스트레스로 잠을 못 자고 어지럼에 시달리다 강력한 수면제를 처방받은 적이 있습니다. 초반에는 잠이 잘 와서 만족스러웠지만, 몇 주가 지나자 낮에도 계속 무력해지고 졸음이 쏟아지는 부작용이 생겼습니다. 부작용을 없애기 위해 약을 끊었더니 '반동성 불면증'이 나타나 3일 동안 잠을 이루지 못했습니다. 며칠 잠을 못 자니 결국 하루 종일 졸 수밖에 없었습니다. 밤에 못 자고 낮에 조는 것을 며칠 반복하고 나서야 수면제 복용 전 정상 상태로 돌아올 수 있었습니다.

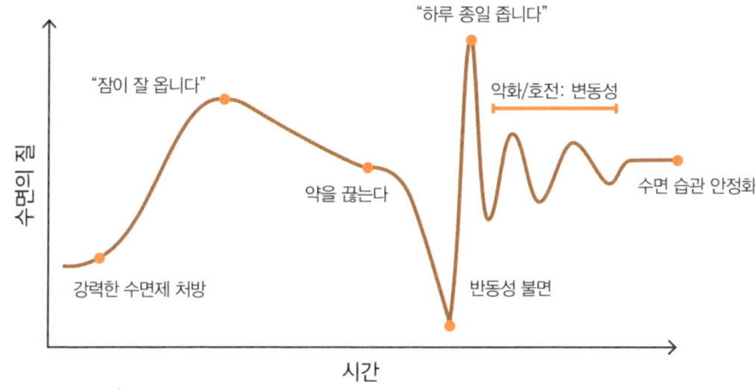

이는 수면제로 인해 수면의 질에 변동Fluctuation이 생긴 것으로 수면제 복용 시 누구나 겪을 수 있는 증상입니다. 이때의 괴로움 때문에 다시 수면제나 안정제를 복용하고 싶다는 유혹이 생겼지만, 저는 일련의 과정을 관찰하며 견뎌냈습니다(도표 6-1). 이런 시기를 거쳐 수면 습관을 개선하고 적절한 용량의 약물을 복용하는 법을 터득했습니다. 의사조차도 실제로 약을 먹어보고 부작용에 시달려봐야 이러한 약의 실체를 알 수 있는 것입니다.

이처럼 어지럼 약, 안정제, 수면제 등을 복용하면 초기에는 일시적인 효과를 봅니다. 하지만 장기 복용하면 일상생활에 지장이 생길 수 있습니다. 더 큰 문제는 약을 끊으려고 할 때 어지럼이 심해지며 불안해지고 잠이 오지 않는 약물 반동성이 나타나 약물 중독, 약물 남용으로 이어질 수 있다는 점입니다. 따라서 약물 조절 시에는 각별한 주의와 현명한 대처가 필요합니다.

어지럼 약물 및 안정제Tranquilizer의 선두 주자이자, 가장 대중적인 어지럼 약물은 벤조디아제핀Benzodiazepine입니다. 반감기(약 성분이 몸 안에서 절반으로 줄어드는 시간)가 짧은 약물일수록 효과가 빠르게 나타나지만 그만큼 심한 의존성이 생길 수 있습니다. 따라서 증세를 단기간에 조정할 것인지, 장기간 조절할 것인지에 따라 반감기가 다른 약물을 처방합니다.

5가지의 약이 대표적인 벤조디아제핀계 약으로 알려져 있습니다.

❶ 알프라졸람 Alprazolam: 효과가 강력하고 반감기가 6시간 정도로 짧음

❷ 에티졸람 Etizolam: 반감기가 6시간 정도로 짧아 자주 사용됨

❸ 로라제팜 Lorazepam: 반감기 10~20시간 정도

❹ 클로나제팜 Clonazepam: 반감기 18~50시간 정도

❺ 디아제팜 Diazepam: 반감기 20~100시간으로 가장 김

동일 성분이라도 제약사마다 상품명이 다를 수 있으나, 약의 모양이나 각인된 글자, 색으로 구별할 수 있습니다. 국내 '약학정보원(www.health.kr)'을 통해 정확한 정보를 확인할 수 있습니다.

(1) 알프라졸람

불안, 우울, 수면 장애, 공황 장애 등에 가장 많이 사용되는 약입니다. 뇌의 흥분을 가라앉히는 신경 전달 물질인 GABA (Gamma-

Aminobutyric Acid) 수용체에 작용하여 뇌세포를 안정화시켜서 심신이 안정되고 잠이 오는 효과를 가져옵니다. 마이클 잭슨, 휘트니 휴스턴이 마지막까지 상용하던 약입니다. 진정 및 수면 효과가 아주 좋지만, 그만큼 중독성이 강하고 끊기 어려우며 '자낙스Xanax', '자나팜Xanapam', '알프람Alpram' 등 여러 상품명으로 불립니다. 타원형 모양에 반으로 자를 수 있는 금이 있어 구별하기 쉽습니다. (모눈종이 한 칸의 크기는 가로 1mm, 세로 1mm입니다. 약의 앞면을 왼쪽에, 뒷면을 오른쪽에 배치했습니다.)

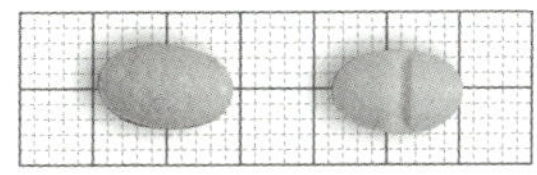

| 자낙스정 0.25mg(한국화이자) |

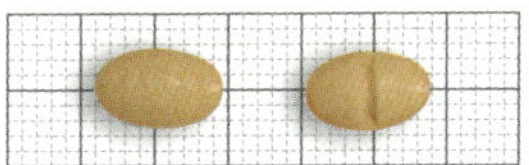

| 자낙스정 0.5mg(한국화이자) |

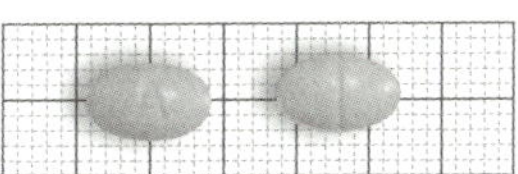

| 알프람정 0.25mg(환인제약) |

(2) 에티졸람

알프라졸람처럼 반감기가 짧고 작용 시간이 빠른 약입니다. 특히 수면 장애를 치료하기 위해 잘 쓰입니다. 주로 '데파스Depas'라는 상품명으로 많이 사용되며 약에 'DP'라는 표식이 있습니다.

고령자가 복용하면 혀가 꼬이고 말이 헛나가는 등의 구음 장애를 유발하는 부작용이 나타날 수 있습니다. 이때

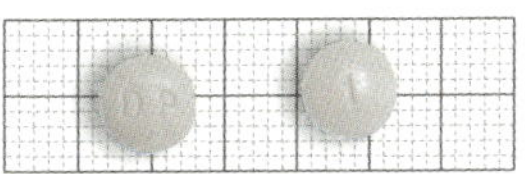

| 데파스정 1mg(종근당) |

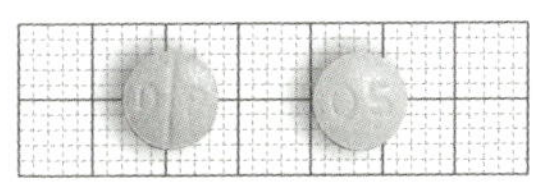

| 데파스정 0.5mg(종근당) |

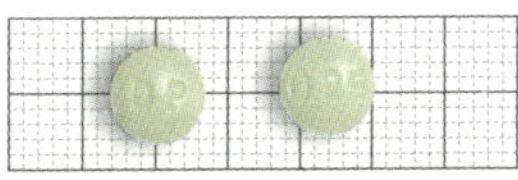

| 데파스정 0.25mg(종근당) |

뇌출혈 또는 풍이 생겼다고 오해하여 응급실을 방문하기도 합니다. 이와 같이 어지럼약으로 인한 일시적 현상과 실제 응급 상황을 구별할 수 있어야 불필요한 응급실 방문을 줄일 수 있습니다.

(3) 로라제팜

지속적인 불안, 불면으로 치료를 해야 할 때 사용하는 약입니다. 특이하게 간에서 약물의 대사 작용이 이루어지지 않는 약으로, 간 기능이 저하된 환자도 안전하게 복용할 수 있습니다. 상대적으로 중독성이 높다고 알려져

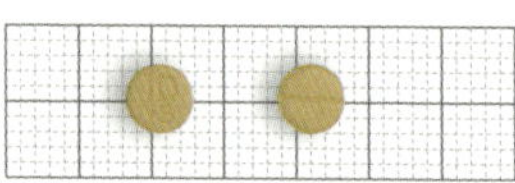

| 아티반정 0.5mg(일동제약) |

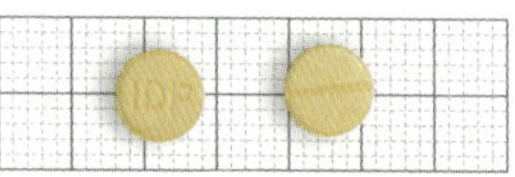

| 아티반정 1mg(일동제약) |

있어 2~4주 이상 연속적으로 사용하지 않는 것이 안전합니다. '아티반Ativan'이라는 상품명으로 유명하며, 반으로 자를 수 있는 금이 있고 'IDP'라는 표식이 있는 노란색 약입니다.

(4) 클로나제팜

벤조디아제핀 중에서도 대중적인 약으로 공황 장애, 발작, 간질 등의 치료에 사용합니다. 이명 또는 어지럼 치료에 잘 쓰일 수 있는 약이고 가격이 저렴한 편입니다.

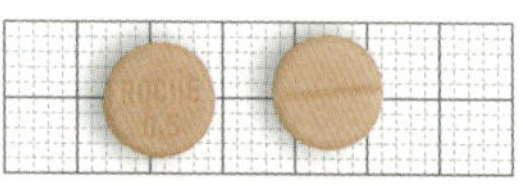

| 리보트릴정 0.5mg(한국로슈) |

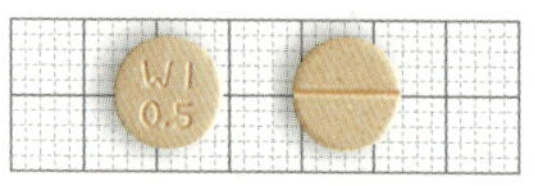

| 환인클로나제팜정 0.5mg(환인제약) |

　작용 시간이 적당하고 적절히 사용될 경우 중독성이 상대적으로 낮습니다. 로슈에서 만드는 약이

대표적이며 상품명은 '리보트릴Rivotril'입니다. 살구색 약제에 반으로 자를 수 있는 금과 'ROCHE'라는 표식이 있습니다.

(5) 디아제팜

반감기가 길지만 흡수율이 높아 체내에 빨리 퍼지기 때문에 작용 시간이 길지 않습니다. 65세 이상 환자가 8주

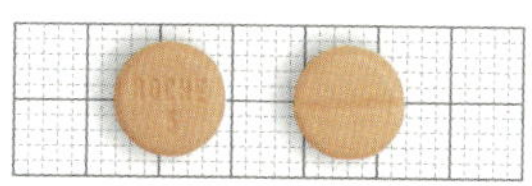

| 바리움정 0.5mg(한국로슈) |

이상 복용하지 않도록 해야 하며, 장기 사용 시 체내에 축적될 수 있으니 주의해야 합니다. 로슈에서 만드는 약으로 상품명은 '바리움Valium'입니다. 노란색 약제에 반으로 자를 수 있는 금이 있고 'ROCHE'라는 표식이 있습니다.

벤조디아제핀 복용 시 대부분 3~4단계의 수면, 즉 깊은 잠이 감소하고 렘수면REM Sleep이 중등도로 억제됩니다. 밤에 진정 효과를 얻고 불안이 감소하지만, 얕은 수면을 취하기 때문에 실제로 일부 환자는 낮 동안 피로감을 느낍니다. 수면의 정상적인 사이클이 방해받아 수면의 질이 좋지 않은 것입니다.

수면의 질을 높이고 진정 작용을 강화하기 위해 벤조디아제핀의 용량을 늘리기도 하지만, 낮 동안의 생체 기능이 더 약화될 수 있습니다. 부작용이 의심될 때는 일주일에 한 번씩 용량을 줄여 나가다가 2주 이상 약을 끊고 상태를 재점검해야 합니다. 또한, 벤조디아제핀이나 항히스타민제 모두 술과 만났을 때 매우 위험할 수 있으니 어지럼약 복용 중에는 절대 금주해야 합니다.

3. 갑자기 어지러울 때: 항히스타민계 진정제

항히스타민계 진정제는 어지럼 치료에 사용하는 대표적인 진정제Sedative입니다. 가장 많이 쓰는 항히스타민계 진정제는 디멘히드리네이트Dimenhydrinate입니다. 진정제는 흥분을 줄이거나, 열을 내리고, 중추신경계와 대뇌 피질에까지 영향을 줄 수 있으며, 마취 시에도 사용하는 전문적인 약물입니다.

이와 달리 안정제는 피질하 영역 또는 간뇌에 영향을 미쳐 정신적 흥분을 가라앉히는 약으로 수면, 진통, 해열, 마취 작용 없이 병적인 이상 흥분만 진정시킵니다. 안정제는 항불안제를 지칭하고자 1953년에 프레드릭 용크먼 박사가 처음 사용한 표현입니다.

(1) 디멘히드리네이트

상품명은 '보나링에이Bonaling-A'이며 중앙의 금 양쪽에 'BN'이라는 글자가 있습니다. 어지럼 치료에 오랫동안 널

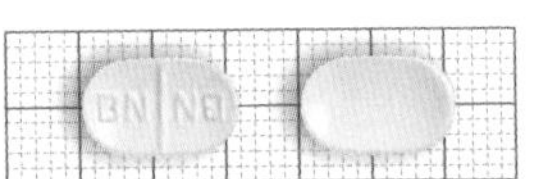

| 보나링에이정 50mg(일양약품) |

리 사용되어온 약입니다. 귀 밑에 붙이는 멀미약의 대명사인 '키미테'의 주요 성분이기도 합니다. 어지럼을 자주 겪는 사람이라면 한 번 이상 복용한 적이 있을 정도로 흔한 약물입니다.

(2) 신나리진 20mg + 디멘히드리네이트 40mg

상품명은 '알레버트Arlevert'이며 하얀 알약에 'A' 또는 '3'자가 표

기되어 있고, 은박 포장지에 싸여 있
어 구별하기 쉽습니다. 디멘히드리
네이트와 칼슘 채널 길항제Calcium

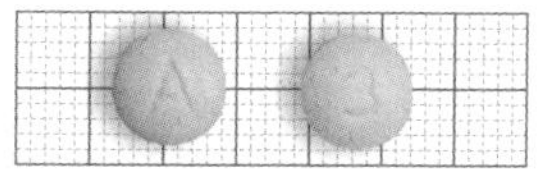

| 알레버트정(한국유니팜) |

Channel Blocker 종류인 신나리진Cinnarizine을 섞은 약입니다. 뇌
세포 간 칼슘 이온 채널을 이용하는 신경 신호들을 안정시켜서
어지럼, 구토 등을 제어하는 데 도움을 주고자 혼합했습니다.

4. 만성 어지럼이 있을 때

장기 복용할 약을 선택할 때 고려할 점은 다음과 같습니다.

첫째, 장기 복용 약물은 전정 보상을 방해하지 않아야 합니다.
전정 신경염이나 메니에르병의 어지럼 발작 등 급성 어지럼에서
사용하는 벤조디아제핀이나 항히스타민계 등의 전정 억제제는
뇌가 평형 감각을 스스로 재학습하는 '전정 보상' 과정을 지연시
킵니다. 때문에 급성기에만 사용하고 가급적 빠르게 복용량을 줄
여야 합니다.

둘째, 부작용이 없어야 합니다. 급성 어지럼에서 응급으로 약
을 복용하는 경우 졸음이나 입 마름 등을 견딜 수 있습니다. 하
지만 매일같이 약을 복용해야 하는 상황에서는 졸리면 운전하기
불안하고, 낙상사고도 두렵습니다. 특히 플루나리진(씨베리움)과
같이 고령층에서 파킨슨병에서처럼 손 떨림을 유발할 수 있는

약물은 저용량을 신중히 처방해야 합니다.

셋째, 다른 복용 약물과의 상호 작용을 고려해야 합니다. 만성적인 어지럼으로 장기간 약을 복용해야 하는 분들은 대개 당뇨, 고혈압, 고지혈증 등으로 다른 약물을 복용 중인 경우가 많습니다. 너무 많은 약 복용으로 인해 간에 무리가 가지 않을지, 신장 기능이 저하되어 약 성분이 몸에 쌓이는 것은 아닌지 잘 확인해야 합니다.

넷째, 장기간 약물 복용에 앞서서 정확하게 진단받고 적절한 약물을 선택해야 합니다. 예를 들어 메니에르병은 전정 기관의 내림프 압력을 조절해야 하기 때문에 이뇨제나 베타히스틴 계열의 약제를 복용해야 하고, 전정 편두통의 경우에는 베타 차단제, 신나리진 등의 약물을 복용할 수 있고, 지속적 체위-지각 어지럼증의 경우에는 선택적 세로토닌 재흡수 억제제를 복용하는 것이 좋으며, 혈관성 어지럼의 경우에는 은행잎 추출물 등의 약물을 복용하는 것이 좋습니다.

| 도표 6-2. 만성 어지럼증에 따른 대표적인 장기 복용 약물과 그 역할 |

질환명	대표적 장기 복용 약물	역할
메니에르병	베타히스틴, 이뇨제	내이 압력 조절
지속적 체위-지각 어지럼증	선택적 세로토닌 재흡수 억제제	감각 예민도 저하
전정 편두통	베타 차단제, 항경련제	편두통 예방
혈관성 어지럼	은행잎 추출물	혈류 개선

5. 만성 어지럼 치료에 흔히 사용되는 보조 약물

만성 어지럼증을 겪는 분 중에는 고령층이 특히 많습니다. 귀 안의 전정 기관이 노화하고 근력이 약화되며 뇌의 회복 능력(중추성 보상 능력)이 예전만 못한 탓도 있지만, 대뇌 미세혈관의 혈류가 원활하지 못해 평형 감각이 무너져서이기도 합니다. 전정 신경을 포함한 다양한 평형 관련 신경의 보호, 에너지 대사 개선 등은 균형 잡힌 삶을 사는데 중요한 요소입니다.

(1) 비타민 B(B$_{12}$)군

신경세포의 재생과 신경막Myelin Sheath 보호에 필수적인 영양소로 말초 신경의 대사를 촉진하고 손상된 신경의 회복을 돕습니다. 전정 신경염으로 인한 후유증을 예방하고 고령 환자의 말초 신경병증이 동반된 어지럼의 치료에 효과적입니다.

(2) 코엔자임 Q10

전정 기관에서 감각을 담당하는 유모 세포는 에너지 소모가 매우 큰 기관으로 미토콘드리아 기능 유지가 중요합니다. 코엔자임 Q10과 같은 약물은 미토콘드리아 내 에너지를 생성하고 강력한 항산화 작용을 통해 전정 기관의 노화를 늦춥니다. 일부 연구에서는 편두통 예방에도 도움을 준다고 알려져 있습니다.

(3) 마그네슘

NMDA 수용체는 뇌의 흥분성 신경전달 물질인 글루탐산과 결합하여 학습, 기억 등 뇌 기능 전반을 조절하는 주요 이온 채널 단백질입니다. 그러나 NMDA 수용체의 지나친 활성화는 오히려 알츠하이머, 뇌혈관 질환 등 다양한 신경학적 질환을 유발할 수 있습니다. 마그네슘은 이러한 NMDA 수용체를 조절해서 신경계의 과도한 흥분을 억제하고 혈관 수축을 방지합니다.

(4) 비타민 D

최근 이석증 재발 방지와의 연관성으로 가장 주목받는 보조제입니다. 칼슘 대사를 조절하여 이석의 결합력을 유지하고 이탈을 방지하는 역할을 하며 잦은 이석증 재발로 인해 만성적인 잔여 어지럼을 느끼는 환자에게 특히 도움이 됩니다. 따라서 자주 이석증이 발생하는 경우 혈중 비타민 D 농도 검사, 골다공증 검사를 받아서 비타민 D 복용 유무를 결정하는 것이 좋습니다.

(5) 은행잎 추출물

징코 빌로바Ginkgo Biloba(EGb761)는 천연 생약 성분으로 안전성이 매우 높습니다. 특히 혈관 탄성이 떨어지고 미세혈관이 좁아진 고령 환자에게 효과적입니다. 이 성분은 혈액의 점도를 낮추고 혈관 내피세포에서 산화질

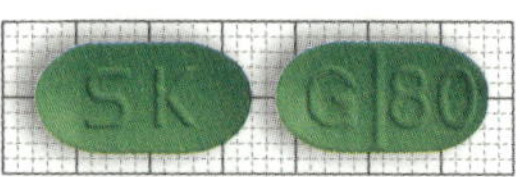

| 기넥신에프정 240mg(SK케미칼) |

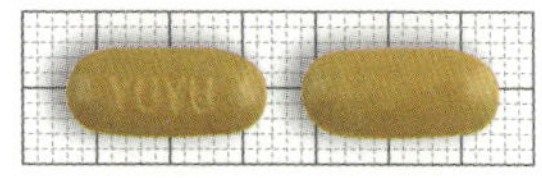

| 타나민정 120mg(유유제약) |

소 방출을 촉진하여 혈관을 확장시킵니다. 이를 통해 전정 기관의 혈류량을 증가시켜 어지럼을 완화할 뿐 아니라, 인지 능력 개선 등 뇌의 회복까지 돕는다는 사실이 입증되었습니다.

6. 어지럼 약 사용법

"어지럼 약은 언제 먹나요?"라는 질문을 받을 때면 "당연히 어지러울 때만 드셔야지요"라고 농담 반 진담 반으로 대답합니다. 아침에 복용하면 졸음이 와 집중해서 일을 하기 어렵고 운전 시에도 사고가 발생할 수 있습니다. 어지럼 비상 약은 갑자기 어지럽고 토하고 세상이 빙글빙글 돌 때만 복용하고, 1~2회 먹어도 어지럼이 완화되지 않는다면 반드시 병원에 방문해야 합니다.

어지럼이 전보다 완화되더라도 어지럼 약을 가급적이면 저녁 혹은 밤에만 복용하고 바로 취침하는 것이 좋습니다. 어지럼 약에 졸음을 유발하는 성분이 있어 수면 질 향상에도 도움이 되기 때문입니다. 어지럼 약을 아침, 점심, 저녁으로 일정하게 복용하면 졸거나 낮잠을 많이 자서 결국에는 수면 리듬이 깨질 수도 있으므로 가급적 절제해야 합니다.

노령층에서 많이 발생하는 이명도 마찬가지입니다. 이명의 증상으로 귀 또는 머릿속에서 '삐-' '뚜-' '찌-' 같은 일정하고 긴 소리가 발생하는데, 환자들은 이러한 소리를 벌레 우는 소리, 바람 소리, 기계 소리, 휘파람 소리, 맥박 소리 등으로 표현합니다. 다른 높이의 음이 섞여 들리기도 합니다.

이명의 원인은 청력 감소와 연관이 있습니다. 노인성 난청, 소음성 난청 등 청력 손상이 있는 경우에 이명이 발생합니다. 신경이 쓰이고 불안하고 잠을 못 이루는 등의 증세가 나타나는 질환이기 때문에 안정제를 처방합니다. 조용한 밤에 특히 이명이 크게 들리므로 약을 먹고 바로 수면을 취하길 권유합니다. 안정제, 수면제, 이명 약 등을 복용한 후 TV를 보거나 휴대폰을 사용하면서 잠이 올 때까지 기다리면 아무 소용 없습니다.

소량으로는 약에 취해 잠이 들기 어렵고 증상도 완화되질 않으니 더 높은 용량의 약을 먹어야 하는 걸까요? 아닙니다. 증상이 조절되는 최소한의 용량을 필요할 때만 복용하는 것이 가장 좋습니다. 이분하여 복용할 수 있도록 알약 중간에 금이 있으니 어지럼 약이 강하게 느껴지거나 복용 후 졸리다면 절반의 용량만 사용해보십시오. 이때도 부작용이 없다면 본인에게 적절한 약물 용량을 찾은 것입니다.

어지러워서 내원하는 환자의 상당수가 정확한 시간에 적절한 용량의 약을 사용하지 못합니다. 어지러워서 내과에서 어지럼 약을 처방받은 뒤에도 효과가 없다며 이비인후과, 신경과나 정신건강의학과 등 여러 곳에서 어지럼 약을 받아 한꺼번에 복용하는 환자도 있습니다. 결국 평형 담당 기능이 더 저하되어 어지럼이 심해지고 약을 추가로 먹는 악순환에 빠집니다. 이런 경우 불필요한 것을 제외하는 방식으로 처방할 수밖에 없습니다.

어지럼을 일으키는 약

어지럼으로 병원이나 약국을 방문하면 약을 처방해줍니다. 감기약을 먹고 몸살감기 기운을 잠재우듯 어지럼도 어지럼약을 통해 쉽게 완화되면 좋겠지만, 다양한 검사를 받고 약을 복용해도 어지럼이 없어지지 않아 고생하는 경우가 많습니다. 환자들은 당시 받은 진단이 잘못되었는지, 약이 잘못되었는지 걱정이 되어서 다시 유명하다는 대학 병원에 방문해 아까운 시간과 돈을 낭비합니다. 왜 그럴까요?

어지럼으로 외래 진료를 받는 환자들이 원하는 것은 어지럼을 없애는 약입니다. 그런데 어지럼은 너무나 다양한 원인에 의해 발생하기 때문에 바로 효과가 나타나는 '기적의 약'은 없습니다. 약으로 치료 효과를 볼 수 있는 대표적인 어지럼 질환의 예를 알아보겠습니다.

어지럼의 가장 흔한 원인인 이석증에는 약물 치료보다 물리 치료를 주로 진행합니다. 이석증으로 진단받았는데 약을 먹어도 차도가 없어 다른 병원에서 재진료를 받는 환자에게는 이석 정복술을 권합니다. 이석을 제자리로 돌려놓기 위한 이석 정복술 또는 이석습관화운동Brandt-Daroff Exercise; Habituation Exercise을 시행해야지 약물 치료로는 근원적으로 이석증을 치료할 수 없습니다. 초기에 너무 심한 어지럼이 있을 때만 전정 진정제인 디아제팜 혹은 디멘히드리네이트 성분의 약(보나링에이정, 알레버트정)을 보조적으로 사용합니다.

다음으로, '귀 감기'라고 불리는 전정 신경염이 있습니다. 환절기에 잘 발생하는 질환입니다. 감기를 일으키는 바이러스가 코에 들어가면 콧물이 나오는 코감기에, 목에 들어가면 기침과 가래가 나오는 목감기에 걸립니다. 마찬가지로 바이러스가 귀로 들어가면 어지럼 신경에 염증을 일으켜 갑작스러운 어지럼을 초래하는 것입니다.

전정 신경염 초기에는 약물 치료로 신경염증을 가라앉혀서 회복을 꾀하고 어지럼을 조정해야 합니다. 바이러스 감염에 의해 급성으로 어지럼이 발생한 경우이므로 초기에 항바이러스 약물을 사용하기도 합니다. 또한 스테로이드계 약물을 사용해서 전정 신경의 급성 염증을 가라앉힐 수 있습니다. 스테로이드계 약물이 전정의 조직 보호 및 혈액 순환을 도와 좀 더 빨리 어지럼을 치료할 수 있습니다. 급성기에는 심한 어지럼으로 인해 환자가 많이 힘들어하지 않도록 전정 억제제를 사용해서 증상을 완화하기도 합니다.

약으로 치료하는 병 중에 메니에르병과 같이 내림프 수종에 의해 어지럼이 생기는 병이 있습니다. 평소에는 특별한 증상 없이 멀쩡하다가도, 과로하거나 스트레스를 받는 등 몸의 이상이 생기면 혈압이 올라가듯이 귀의 압력이 올라갈 수 있습니다. 이때 환자의 한쪽 혹은 양쪽 귀는 안에서 풍선이 부풀어 꽉 막힌 것처럼 먹먹합니다. 그러다가 순간적으로 터지는 듯한 통증이 느껴지고 수십 분에서 길게는 며칠 동안 심한 어지럼을 경험합니다.

이러한 어지럼이 반복되면 결국 청력이 떨어지며 평소에도 몸의 균형이 안 맞는 듯한 불편감을 느낄 수 있습니다. 난청 때문에 이명이 생겨서 예전처럼 지내는 것이 점점 더 힘들어지기도 합니다. 그래서 메니에르병으로 진단받았다면, 평소 싱겁게 먹고 물을 많이 마시는 습관을 기르는 것이 좋습니다. 이와 더불어 몸속과 귓속의 염분을 제거해서 내림프액의 압력을 낮추는 이뇨제 등을 복용하거나, 심한 경우 고실 내 젠타마이신 주입이나 수술 치료로 내림프낭 감압술을 시행할 수도 있습니다.

젊은 여성에게서 흔하게 발생하는 편두통성 어지럼증도 있습니다. 혈관의 이상 증상이 달팽이관과 평형 기관을 담당하는 혈관에도 문제를 일으켜서 발생하는 어지럼증입니다. 전정 기능 검사를 해봐도 결과가 정상으로 나오기 때문에, 환자의 평소 어지럼 증상을 듣고 편두통성 어지럼증으로 진단하기도 합니다. 편두통이 평소에 자주 발생하면 매일 소량의 예방약을 복용하는데, 대표적인 것이 플루나리진(씨베리움캡슐) 등입니다. 그리고 급성 편두통이 찾아올 때는 진통제(아세트아미노펜, 이부프로펜, 아스피린 등) 또는 트립탄Triptans 계열의 약을 복용하여 진정시킵니다.

어지럼을 호소하는 환자들을 제대로 진단할 수만 있다면 정확한 치료와 약물 처방으로 어지럼을 완화할 수 있습니다. 그런데 막상 진료를 하다 보면, 증상, 진단, 치료 약이 맞아떨어지지 않는 경우가 있습니다. 이비인후과 의사들은 여러 전정 기능 검사를 시행하고도 정확한 진단을 할 수 없는 경우, 환자의 증상과 가장 유사한 증상을 보이는 질환에 사용하는 약을 처방합니다. 앞서 언급했던 약으로도 치료가 어렵다면 일단 환자가 어지럼 때문에 일상생활에서 불편을 느끼지 않도록 전정을 안정시키는 약물들, 예를 들어 디아제팜 혹은 디멘히드리네이트 성분의 약을 제공합니다.

이러한 전정을 안정시키는 약은 치료제가 아니라 그때그때 고통을 경감하는 진통제와 비슷한 약일 뿐입니다. 그래서 정확한 원인을 치료받지 못하고 일시적인 어지럼약으로 증상을 조정한 환자들은 결국 증상이 온전히 좋아지지 않고 오히려 어지럼약에 취하여 이 병원, 저 병원을 돌아다니게 됩니다. 어지럼약은 효과적으로 어지럼을 조정하되, 졸리거나 일상생활에 지장을 주거나 중독되지 않도록 적절한 최소 용량을 쓰는 것이 중요합니다. 이제부터 오히려 어지럼을 일으키거나 악화시킬 수 있는 약과 그 작용 기전에 대해 설명하겠습니다.

2. 어지럼 환자에게 흔히 처방되나 조심해야 하는 약

(1) 항히스타민계 진정제

항히스타민계 진정제, 일명 멀미약의 치료 목적은 평형 기관을 안정화해서 머리와 몸이 지속적이고 불규칙한 주변의 움직임을 덜 느끼도록 하는 것입니다. 약국에서 구입할 수 있는 멀미약으로는 키미테(성분명 스코폴라민)로 알려진 아세틸콜린 억제 약물과 보나링에이정(성분명 디멘히드리네이트), 노보민시럽(성분명 메클리진) 같은 중추성 항히스타민계 약물이 있습니다.

키미테는 예전에는 귀 뒤에 붙이는 멀미약으로 인기가 많았는데, 항아세틸콜린 작용을 하는 스코폴라민의 부작용인 눈동자 확장, 시력 불분명 등이 생기기 쉬워 16세 이상 성인에게 권장하며 노약자는 사용하지 말 것을 권유합니다. 병원에서 처방하는 약에는 디멘히드리네이트 성분이 많이 사용되는데, 주된 부작용은 졸음입니다. 그래서 약 복용 직후에는 실수하면 큰 사고가 날 만한 작업을 하지 말아야 합니다.

요즘에는 항히스타민 성분에 각성 효과가 있는 카페인을 추가한 약도 판매되고 있습니다. 이런 약은 급성으로 발생한 전정 신경염이나 메니에르병에서 어지럼이 악화되었을 때 일시적으로 복용하면 됩니다. 약을 사용하면 멀미나 어지럼이 완화되는데, 이는 임시방편일 뿐 절대로 완전히 치료된 것은 아닙니다.

더욱이 이런 약은 중추 기관에 작용하는 약물이기 때문에 오래 사용할수록 내성이 생겨서 나중에는 약을 줄이거나 끊고 싶어도 쉽게 끊기 어려워집니다. 당장 끊으면 오히려 어지럼이 심해질 수 있습니다. 항히스타민계 약은 응급 혹은 일시적 상황에서만 사용할 것을 권유하는데도 어쩔 수 없이 계속 달고 사는 환자가 많습니다.

(2) 디아제팜계 진정제

어지럼 환자에게 많이 처방되는 약 중 하나입니다. 원래 디아제팜은 벤조디아제핀 계열의 약으로, 신경증에서 나타나는 불안, 긴장은 물론이고 소화기 질환, 순환기 질환, 자율신경실조증, 갱년기 장애 등 여러 질환에서의 불안, 긴장, 우울을 완화하기 위해 사용되는 정신신경용제입니다.

어지러우면 불안하고 혹시나 어지러워서 넘어지기라도 할까 봐 긴장합니다. 그래서 어지러울 것 같을 때 미리 약을 복용해 심한 어지럼을 예방하고 어지럼이 자주 느껴지는 경우에는 매일 일정한 용량의 약을 복용하도록 합니다.

이러한 디아제팜계 진정계는 다른 정신신경용제들과 마찬가지로 장기간 복용 시 의존성이 생깁니다. 또한 평형 기관을 진정시키는 것 외에도 졸음이 오거나 주의력, 집중력이 저하될 수 있으므로, 복용 후 위험한 작업은 절대로 하지 말 것을 권유합니다.

앞서 이야기한 항히스타민계 약과 마찬가지로 디아제팜계 진정제 역시 급성 어지럼이 발생했을 때 빠르게 어지럼을 완화하기 위해 사용하는 약물로, 디아제팜계 약을 복용한다고 어지럼을 일으키는 근본적인 원인이 해결되는 것은 아닙니다.

(3) 혈액 순환제

어지럼 환자를 진료하는 의사가 제일 많이 처방하는 약 중 하나가 혈액 순환제입니다. 그중에서도 은행잎 추출물인 징코 빌로바(EGb761)로 만든 약은 부작용이 거의 없이 혈액 순환에 도움을 줍니다. 최근 경증의 인지 장애와 치매에도 임상적 효능이 있다는 연구 결과가 발표되면서 큰 인기를 얻고 있습니다.

그 밖에 메네스에스정 혹은 유턴정과 같은 베타히스틴Betahistine이 메니에르병에 처방되고, 사미온Nicergoline, 칼리나제Kallidinogenase, 베라프로스트정Beraprost Sodium 역시 혈액 순환을 위해 처방됩니다.

여기서 간과하지 말아야 할 것은 혈액 순환제나 혈관 확장제가 어지럼을 치료하는 약이 아니라는 점입니다. 이러한 약은 보조제로 생각해야 합니다. 물론 혈액 순환이 잘되지 않아 어지럼이 있는 경우, 특히 노령층에게는 어느 정도 도움이 됩니다.

대뇌에 혈액을 공급하는 혈관이 좁아지거나 눌려서 고개를 돌릴 때 순간적인 어지럼을 느끼는 어지럼증인 추골기저동맥 허혈Vertebrobasilar Insufficiency 초기에는 혈액 순환제로 어지럼이 완화될 수 있습니다.

그러나 이러한 추골기저동맥 허혈은 자칫하면 뇌경색으로 진행될 위험이 높아서 어지럼 외에도 사물이 둘로 보인다든지, 감각 이상, 운동 마비, 언어 장애를 동반한다면 즉시 신경과 전문의 진찰 후 뇌 MRI를 촬영해야 합니다.

(4) 칼슘 길항제

어지럼 치료에 널리 쓰이는 씨베리움 캡슐은 원래 편두통을 치료하고 예방하기 위해 개발된 약입니다. 주성분인

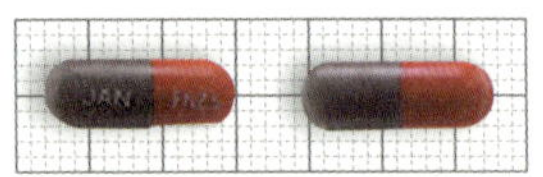

| 씨베리움캡슐 5.9mg |

플루나리진은 선택적 칼슘 길항제로서 혈관에 작용할 뿐만 아니라, 항히스타민과 세로토닌 수용체 차단, 도파민 D_2 차단 등 체내에서 다양한 역할을 수행합니다. 다만 장기 복용 시 체중이 늘어나는 부작용이 있을 수 있어 주의가 필요합니다.

플루나리진은 혈관 벽을 수축시키는 데 작용하는 칼슘의 대사를 방해해 편두통이 심해지지 않게 하며, 항히스타민 기능도 있어 중추성 평형 기관을 진정시켜 어지럼까지 줄어듭니다. 편두통성 어지럼증이 의심되는 환자에게는 매우 유용한 치료제가 될 수 있습니다.

하지만 복용 시 반드시 염두에 두어야 할 주의사항이 있습니

다. 플루나리진이 도파민 D₂ 수용체를 차단하면서 도파민이 제역할을 하지 못하게 방해할 경우, 파킨슨병과 유사한 신경계 증상을 유발할 가능성이 있습니다. 특히 65세 이상의 고령 환자는 이러한 부작용 위험이 더 높으므로, 반드시 일반 용량의 절반만 복용하는 등 전문가의 세심한 처방에 따라야 합니다.

어지럼이 아닌 질병 때문에 복용하는 약 중에 어지럼을 일으킬 수 있는 약을 소개하겠습니다. 평소 어지럼 없이 잘 지냈는데, 요즘 들어 어질어질한 빈도가 늘어났나요? 이번에 먹기 시작한 약 때문인지도 모른다는 생각에 약품 설명서를 읽어보니 "어지럼을 유발할 수 있다"는 문구가 적혀 있습니다.

생각보다 많은 약에서 부작용으로 어지럼이 나타나며 이러한 어지럼은 병원에서 흔히 처방받는 약들 중 20% 내외에서 발생합니다. 어지럼 클리닉에서는 항상 환자의 병력이나 약 복용 이력을 알아보고, 약의 부작용으로 인해 어지럼이 생긴 것은 아닌지 의심해봐야 합니다.

약 때문에 어지러울 때는 귀의 장애로 인해 발생하는 빙글빙글 도는 듯한 회전성 어지럼과 달리 어질어질하고 다소 불쾌한 듯한 어지럼을 느끼기도 합니다.

(1) 전립샘 비대증 약

어지럼 클리닉을 방문하는 환자는
대부분 나이가 많습니다. 드물게
어린 학생들이 내원하기도 하고

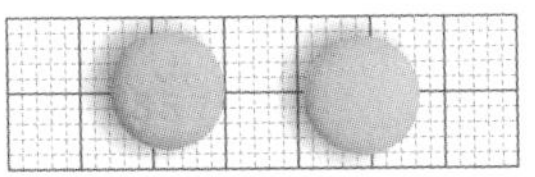

| 하루날디정 0.2mg(한국아스텔라스제약) |

메니에르병에 대한 관심이 높아지면서 이명과 반복적인 어지럼
을 호소하는 젊은 여성들이 방문하기도 하지만, 여전히 주요 환
자의 연령대가 높은 편입니다.

어지럼 때문에 내원한 노령층의 첫 번째 특징은 어지럼이 오래
되었다는 것입니다. 수년 전에 서너 번 심한 어지럼을 겪었다가
요즘 들어 다시 어지러워서 병원에 방문하는 경우가 많습니다. 두
번째 특징은 복용하는 약이 워낙 많아 어지럼을 치료하려고 약을
처방하면 매끼 약을 거의 한 움큼씩 먹어야 한다는 것입니다.

우리나라 의료보험 제도는 병원 방문 횟수와 처방 약 개수의
제한이 심하지 않습니다. 실손형 보험 상품이 있어 환자들이 검
사와 치료를 쉽게 받고 고가의 약을 처방받을 수 있습니다. 문제
는 다른 병원에서 어떤 약을 처방받았는지 처방 목록을 가져오
지 않는 한 알 수 없다는 것입니다. 치료 목적이 동일한 약물을
과다 복용해서 어지럽거나, 이미 먹고 있던 약 때문에 어지러울
수도 있습니다. 그로 인한 어지럼을 치료하기 위해 또 다른 약을
사용하는 '병 주고 약 주는' 일이 일어나기도 합니다.

우선 어지럼 클리닉을 방문한 환자들이 현재 복용하고 있는
약 목록을 받아서 중복되는 약은 없는지, 장기간 사용하면 오히
려 어지럼 완화 효과가 떨어지는 약은 없는지, 다른 질환을 치료

하는 데 필요한 약이지만 어지럼의 부작용이 심한 약은 없는지 등을 확인해야 합니다.

예를 들어 60대 이상 남성이 주로 복용하는 전립샘 비대증 치료 약이 있습니다. 전립샘은 방광 바로 밑에서 요도를 감싸고 있는 밤알 크기의 기관으로 남성에게만 있습니다. 전립샘은 40대 이후 노화가 진행되며 점점 커지면서 요도를 압박합니다. 그래서 소변을 자주 보고 저녁에 물을 많이 마시지 않았는데도 한밤중에 소변이 마려워 깰 수 있습니다. 이로 인해 수면의 질이 떨어지고 뇌가 충분한 휴식을 취하지 못하며, 어두운 곳을 걷다가 바닥에 놓인 사물에 걸려서 넘어지거나 다칠 위험이 높아집니다.

이러한 전립샘 비대증 증상을 완화하기 위해 우선 약물 치료를 진행합니다. 많이 사용되는 약 중에 하루날디Harual-D정 같은 알파 교감신경 차단제Alpha-Adrenoreceptor Antagonists가 있습니다. 하루에 한 번 복용해도 효과가 있는 간편한 약이지만, 이 약을 복용하고 어지럼으로 고생하는 경우가 많습니다. 이때 호소하는 어지럼은 장시간 누워 있다가 일어날 때 순간적으로 뇌에 혈류 공급이 줄어들어 휘청하거나 넘어지는 기립성 어지럼 증상으로, 일상생활 중에도 불쾌할 정도로 어질어질하다고 합니다.

그래서 60대 이상 남성 환자가 어지럽다고 하면 복용약 중에 전립샘 비대증 약이 있는지 확인하고 약 복용 시점과 어지럼 발생 시점을 여쭤봅니다. 약으로 어지럼이 생겼다고 판단되면 비뇨기과와 협력해 어지럼 부작용이 덜한 약물로 처방 약을 변경하거나, 약물 외에 다른 방법으로 전립샘 비대증을 치료하도록 권유합니다.

(2) 고혈압 약

고혈압은 혈압이 정상보다 높기 때문
에 혈액을 온몸에 순환시키는 심장에
무리를 주어 문제를 일으키는 만성
질환입니다. 높은 혈압을 낮춰 정상

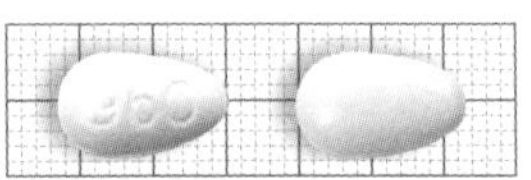

| 코자정 100mg(한국엠에스디) |

고혈압 약 중 대표적인 안지오
텐신 수용체 길항제입니다.

적인 혈압을 유지하는 것이 중요합니다.

혈압 약의 종류 역시 매우 다양한데, 이뇨제, 베타 차단제, 안지
오텐신 수용체 길항제, 레인 억제제, 칼슘 채널 차단제, 알파 아드
레날린 수용체 차단제, 중추성 약물, 혈관의 평활근 이완제 등 여
러 약물이 효과적으로 적정 혈압을 유지하기 위해 사용되고 있습
니다.

무엇보다 약물이 몸에 흡수되어 나타나는 치료 효과가 적정한
시간 동안 유지되도록 용량을 조절하는 것이 중요합니다. 약물
의 흡수, 분포, 대사 과정을 연구하는 약동학Pharmacokinetics에서
는 일단 섭취한 약이 위와 장에서 흡수되어 혈중 농도가 최고에
이른 후 간이나 신장에서 대사를 해야만 없어진다고 설명합니다.
어느 약이든 가장 농도가 높은 순간과 가장 농도가 낮은 순간이
있습니다. 고혈압 약 역시 아침에 복용하면 몇 시간 뒤에 가장 혈
중 농도가 올라가서 혈압을 낮추고 이후 점점 줄어들며 혈압 수
치가 안정됩니다.

어지럼 클리닉을 방문하는 환자 중에 혈압 약을 복용하는 환

자가 있으면 약의 혈중 농도가 가장 높은 시점에 어지럼을 느끼는지 물어봅니다. 혈압이 적정한 수준보다 떨어질 때 발생할 수 있는 증상은 쪼그리고 앉아 있다가 일어설 때, 누워 있다가 일어설 때 등 순간적으로 심장에서 뇌로 이동하는 혈류 공급량을 급격하게 늘리지 못하는 경우에 나타납니다.

이때 어지럼은 몇 분 이내로 짧게 나타나지만, 환자는 일상생활에서 불편을 느낄 수밖에 없습니다. 특히 자리에 오래 앉아 있다가 일어설 때 주변의 탁자 등을 잡지 않으면 자칫 넘어질 위험도 있습니다. 이렇게 혈압 약에 의해 불편한 어지럼이 발생한다면 가급적 천천히 움직이고 탁자나 의자 등 주변 사물에 의지해 몸을 일으키는 게 좋습니다.

또한 하루에 한 번씩 복용해 일시적으로 혈압 저하를 심하게 유발하기보다는 하루에 두세 번으로 나누어서 소량씩 섭취하는 것도 좋은 방법입니다. 혈압 약을 먹으면서 이전에 못 느꼈던 어지럼이 생겼다면 이비인후과 방문 전에 혈압 약을 처방한 내과 전문의와 충분히 상의한 후 약을 다시 받아야 합니다.

(3) 항암제

항암제 주사를 맞거나 복용해야 하는 환자 중 귀가 잘 안 들리고 어지럼으로 고생하는 경우가 있습니다. 항암제는 암세포를 죽이기 위해 개발되었지만, 제거해야 할 대상이 암세포인지, 정상적인 세포인지를 완벽하게 구분하지 못하는 한계가 있습니다. 그래서 주로 활발하게 세포 분열이 일어나는 세포를 암세포로 보고 공격하다 보니, 항암제 주사를 맞으면 속이 뒤틀리고 심한 경우 머리카락이 빠지는 등의 부작용이 발생합니다.

시스플라틴Cisplatin은 암세포 DNA, RNA의 단백 합성을 방해해 항암 효과를 내는 알킬화제Alkylating Agent에 속하는 항암제입니다. 치료 효과가 높아 고환암, 방광암, 전립샘암, 난소암, 두경부암, 폐암, 식도암, 위암, 자궁경부암 등 다양한 암 치료에 사용됩니다. 문제는 시스플라틴이 달팽이관에서 청력과 균형을 담당하는 유모 세포를 손상시킬 수 있다는 것입니다. 세포가 손상되면 고음역에서부터 시작되는 난청과 양쪽 전정 기능 저하로 인한 어지럼이 발생할 수 있습니다.

이러한 전신 항암제의 영향하에서는 양쪽 귀의 달팽이관과 평형 기관이 고르게 손상됩니다. 약물이 오른쪽, 왼쪽을 골라 공격하지는 않기 때문입니다. 양쪽 귀에 모두 문제가 생겼다면 노화, 유전적 이상, 환경, 약물에 의해 그런 것으로 이해하면 됩니다.

항암제가 근육을 무력화해서 몸의 전반적인 균형이 망가져서 어지럼이 나타나거나, 항암제 후유증으로 식사를 제대로 하지 못

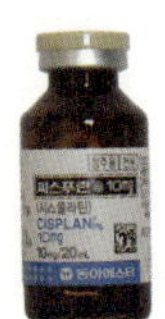

| 씨스푸란주 10mg(동아에스티) |

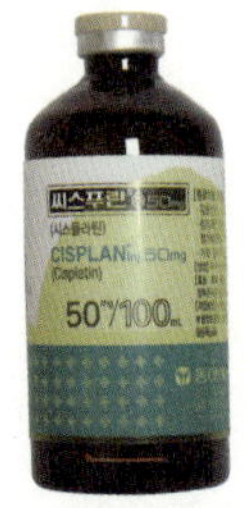

| 씨스푸란주 50mg(동아에스티) |

해 어지럼을 느낄 수 있습니다. 그러므로 항암제 치료를 받는 환자들은 아무리 입맛이 없어도 식사를 제대로 해야 합니다.

(4) 고지혈증 약

고지혈증은 혈액 속에 포함된 필요 이상의 지방 성분이 혈관에 염증을 일으키고, 심한 경우 혈관을 좁히거나 막아서 문제를 일으키는 질환입니다. 일반적으로 혈액 검사를 했을 때 혈액 내 콜레스테롤이 240mg/dl를 넘거나 중성 지방 지수가 200mg/dl 이상일 때를 고지혈증이라고 합니다.

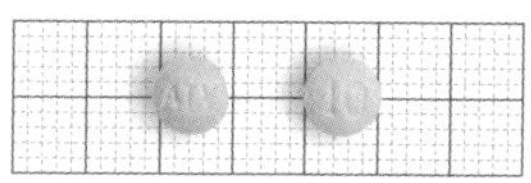

| 리피토정 10mg(한국화이자제약) |

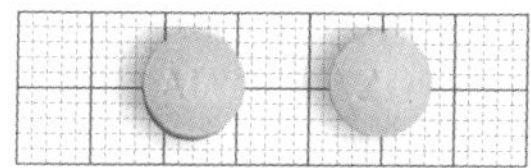

| 리피토정 20mg(한국화이자제약) |

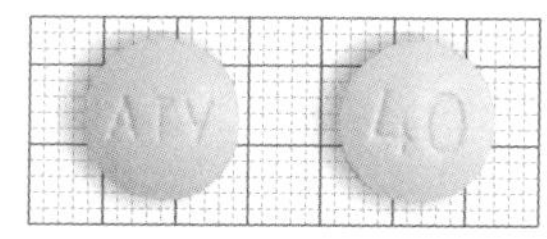

| 리피토정 40mg(한국화이자제약) |

혈액에 나쁜 저밀도 지단백 콜레스테롤LDL-cholesterol이 지나치게 많으면 혈관 벽에 지방이 들러붙어 동맥경화를 일으킵니다. 심장 질환, 죽상동맥 경화증, 당뇨 등을 유발할 수 있습니다. 이러한 고지혈증을 예방하고

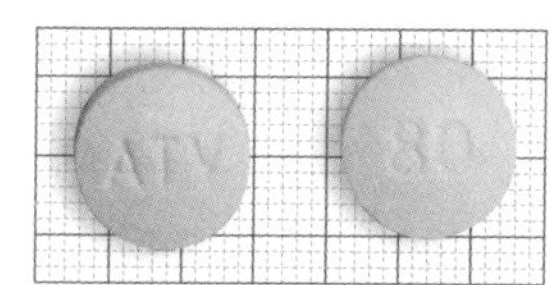

| 리피토정 80mg(한국화이자제약) |

치료하는 대표적인 약인 리피토정(성분명 아토르바스타틴)은 스타틴계 약물로 콜레스테롤의 합성을 방해하고 혈중 저밀도 지단백 콜레스테롤과 중성 지방 농도를 낮춰줍니다.

예전과 달리 육식을 많이 하는 식습관 때문인지 고지혈증 때문에 이런 약을 복용하는 분들이 주변에 상당히 많습니다. 그런

데 이 약에는 횡문근 융해증이라는, 흔하지 않지만 치명적인 부작용이 있습니다. 근육에 염증을 일으켜 근육통을 유발하고 횡문근 융해로 근육량이 줄어드는 질환입니다. 고지혈증 약을 복용하는 환자는 비만인 경우가 많은데, 엎친 데 덮친 격으로 근육통에 근육량까지 줄어드니 심각한 부작용이라고 할 수 있습니다.

또한 말초신경병증과 더불어 평형 기관의 이상으로 인한 어지럼을 일으킬 수 있으므로 고지혈증 약을 복용하면서 어지럼을 느낀다면 즉시 복용을 중단해야 합니다.

(5) 기타 약물

균주에 의한 염증이 생기거나 감염이 일어났을 때 처방하는 항생제 중에서도 어지럼을 유발하는 약물이 있습니다. 대표적인 약으로 '마이신'이 있습니다. 스트렙토마이신Streptomycin, 겐타마이신Gentamicin, 토브라마이신Tobramycin 등 아미노글리코사이드Aminoglycoside 계열의 약물을 장시간 복용하거나 주사로 맞으면 달팽이관과 평형 기관의 유모 세포에 돌이킬 수 없는 손상을 일으킵니다.

이렇게 약에 의해 귀의 기능이 저하될 때는 고음성 난청부터 진행되며 어질어질한 느낌만 들어 초기에는 잘 모를 수도 있습니다.

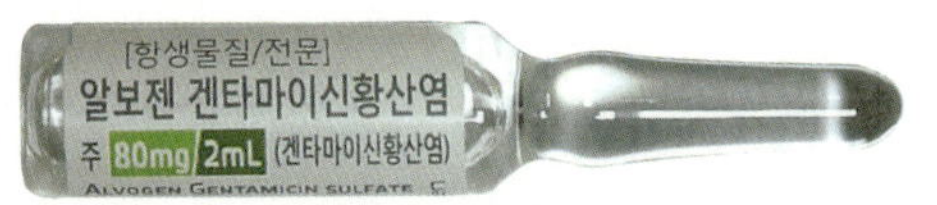

| 알보젠 겐타마이신황산염주 80mg(알보젠코리아) |

다행히 이러한 이독성Ototoxic 약물의 성분과 효과가 잘 알려져 있어서 꼭 사용해야 할 경우

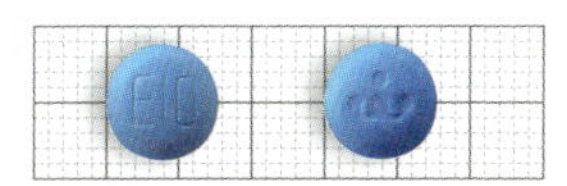

| 에나폰정, 아미트리프틸린 10mg(환인제약) |

에도 적절히 약의 혈중 농도를 측정하고 정기적인 청력 검사를 진행해 부작용을 방지하고 있습니다. 그렇지만 이런 약물에 의해 귀의 세포가 망가지면 돌이킬 수 없으므로 각별히 조심해야 합니다.

우울증 치료에 흔히 사용되는 약인 삼환계 항우울제Tricyclic Antidepressant, 또는 선택적 세로토닌 재흡수 억제제Selective Serotonin Reuptake Inhibitors 역시 어지럼을 일으킬 수 있다고 알려져 있습니다. 삼환계 항우울제로는 아미트리프틸린Amitriptyline, 노르트립틸린Nortriptyline, 클로미프라민Clomipramine, 이미프라민Imipramine, 아목사핀Amoxapine 등이 있습니다. 이 약들은 항콜린성 이상 반응으로 어지럼을 유발할 수 있으며 기립성 저혈압이 생길 수 있습니다.

선택적 세로토닌 재흡수 억제제로는 플루옥세틴Fluoxetine, 파록세틴Paroxetine, 플루복사민Fluvoxamine, 설트랄린Sertraline, 에스시탈로프람Escitalopram, 볼티옥세틴Vortioxetine 등이 있고, 뇌의 세로토닌 수치에 변화를 주면서 어지럼이 발생할 수도 있다고 합니다. 따라서 우울증 때문에 약을 먹었는데 어지럼이 생긴다면 약을 처방한 정신건강의학과 전문의와 상의해서 용량을 조절하거나 다른 약으로 교체해야 합니다.

| 도표 5-3. 다른 질환 치료제이면서 어지럼을 일으키는 대표적인 약물 |

구분	해당 약물 (성분)	어지럼 유발 기전 및 특징
전립샘 비대증 약	하루날디(알파 교감신경 차단제)	기립성 저혈압 유발 (일어날 때 순간적 혈류 감소)
고혈압 약	이뇨제, 베타 차단제, 칼슘 채널 차단제 등	혈중 농도가 높을 때 혈압이 과하게 떨어지며 어지럼 발생
항암제	시스플라틴	양측 귀의 유모 세포를 손상시켜 난청과 전정 기능 저하 유발
고지혈증 약	리피토(아토르바스타틴)	횡문근 융해(근육량 감소), 말초신경병증 등으로 인한 어지럼
항생제	아미노글리코사이드 계열 (마이신 등)	이독성 약물로 귀의 유모 세포에 돌이킬 수 없는 손상
항우울제	삼환계 항우울제, SSRI 등	항콜린성 반응이나 뇌 세로토닌 수치 변화로 인한 어지럼

결론적으로, 예전에 겪지 못했던 어지럼이 새로 생겼다면 약 때문에 어지러운 것은 아닌지 의심해보고 약을 처방해준 의사와 이비인후과 전문의에게 상의해야 합니다.

"어지럼을 치료하는 약,
어지럼을 일으키는 약" 정리

➕ 복용하는 약에 대해 잘 이해하고 약의 모양, 색깔, 글자, 포장 및 용량을 알아두십시오.

➕ 어지럼 약은 졸리거나 수면의 질을 저해하는 부작용이 있습니다. 과도한 용량을 복용하거나 장기간 사용해서는 안 됩니다.

➕ 벤조디아제핀과 항히스타민계 진정제는 대표적인 어지럼 약입니다.

➕ 전립선 비대증, 고혈압, 고지혈증 등에 처방되는 약을 먹고 어지럼이 느껴지면 의사와 상의해 다른 약으로 대체해야 합니다.

제7부

어지럼을 이겨내는 운동과 식사

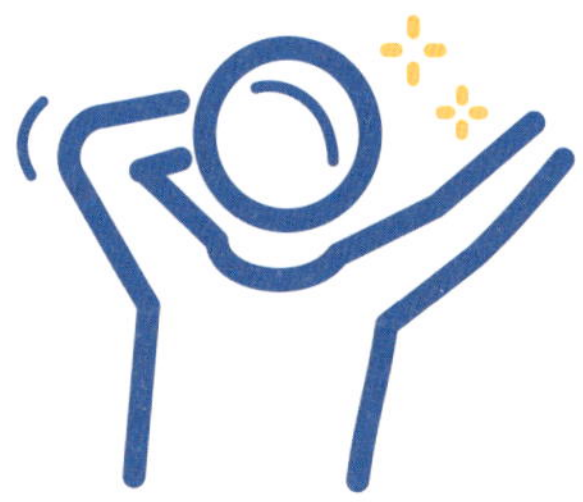

정확한 진단과 처방에 따른 치료를 받았는데도 여전히 어지럼을 호소하는 환자에게 가장 필요한 치료는 운동입니다. 제7부에서는 어지럼 완화에 좋은 전정 재활 운동과 평소에 할 수 있는 운동, 귀에 도움이 되는 식사 습관을 소개하겠습니다.

어지럼을 치료하는 전정 재활 운동

급성 전정 신경염이나 미로염과 같은 질환을 겪고 나면 평형 기능을 담당하는 전정 기관이 손상됩니다. 하지만 다행히 우리 뇌는 신경가소성Neuroplasticity이라는 놀라운 능력을 갖추고 있습니다. 전정 재활은 이 능력을 극대화하는 과정입니다. 전정 기관의 기능을 회복하기 위해 우리가 사용하는 재활 운동은 크게 3가지 기본 원칙을 가지고 있습니다. 적응Adaptation, 대치Substitution, 그리고 습관화Habituation입니다.

(1) 적응: 시각적 피드백의 재설정

손상된 전정 기관은 뇌로 잘못된 신호를 보냅니다. 적응 운동은 시각적 자극을 통해 손상된 전정 기관의 신호를 뇌가 재해석하도록 훈련합니다. 이때 가장 큰 역할을 하는 부분이 바로 '눈'입니다. 적응 운동은 망막에 맺힌 상이 흔들리지 않게 고정하는 전정안구반사Vestibulo-Ocular Reflex, VOR를 강화하는 것입니다.

운동 예시:

고정된 목표물을 바라보며 머리를 좌우, 상하로 흔드는 '시선 고정 후 머리 움직이기'

(2) 대치: 보조 시스템의 강화

한쪽 귀의 기능이 완전히 소실되었다면, 우리 몸은 다른 감각에 의존해야 합니다. 대치란 이미 손상된 귀 기능을 억지로 되살리려 하기보다는, 평형을 유지하는 다른 시스템, 즉 시각과 체감각을 더 적극적으로 활용하는 것입니다. 귀가 제 역할을 못 하면, 눈과 발바닥 및 근육이 그 빈자리를 대신 채우도록 훈련합니다.

운동 예시:

불완전한 지면(쿠션, 매트) 위에서 서 있거나 눈을 감고 균형을 잡는 훈련을 통해 신체 심부 감각을 일깨우기

(3) 습관화: 민감도 감소

특정 움직임에서만 어지러운 환자들의 자극에 대한 뇌의 반응 자체를 바꾸는 과정입니다. 같은 자극이 반복되면 크게 불편하던 감각이 점점 무뎌집니다. 습관화 운동은 바로 이 원리를 이용해 어지럼을 유발하는 상황에 뇌가 과도하게 반응하지 않도록 훈련하는 방식입니다. 즉, 뇌가 특정 자극을 위험하지 않은 것으로 인식하게 하여 자율신경계의 과도한 반응을 차단합니다.

운동 예시:

브랜드-다로프Brandt-Daroff 운동처럼 몸을 빠르게 눕히거나 일으키는 동작

2. 어지럼증 재활 운동 실전 가이드

이제부터 환자상태에 맞도록 처방되는 맞춤형 전정 재활 운동Customized Vestibular Exercise의 구체적인 방법을 알아보겠습니다. 크게 ①적응, ②대치, ③자세 조절, ④보행의 4가지 영역으로 구분하며, 실제 치료 처방 시에는 이 4가지를 환자의 증상과 회복 단계에 맞춰 복합적으로 구성합니다. 모든 운동은 안전한 곳에서 시행하며, 낙상에 주의해야 합니다.

(1) 적응 운동

손상된 전정 기관의 신호를 뇌가 재해석하도록 돕는 훈련으로, 전정안구반사 회복에 중점을 둡니다.

표적 보며 머리 움직이기

가장 기본이 되는 훈련입니다. 시선을 고정한 채 머리를 움직여 어지럼증에 대한 뇌의 적응을 유도합니다.

❶ 흰 종이에 'X'자와 같은 글자를 적어 벽에 붙이거나 손에 듭니다.

❷ 글자에 시선을 고정합니다. 초점이 흐려지면 효과가 없습니다.

❸ 시선을 유지한 채 머리를 좌우로 부드럽게, 1분간 쉬지 않고 움직입니다.

❹ 동일한 방법으로 머리를 위아래로 움직이며 훈련합니다.

심화: 익숙해지면 머리를 움직이는 속도를 점차 높입니다.

| 그림 7-1. 표적 보며 머리 움직이기 |

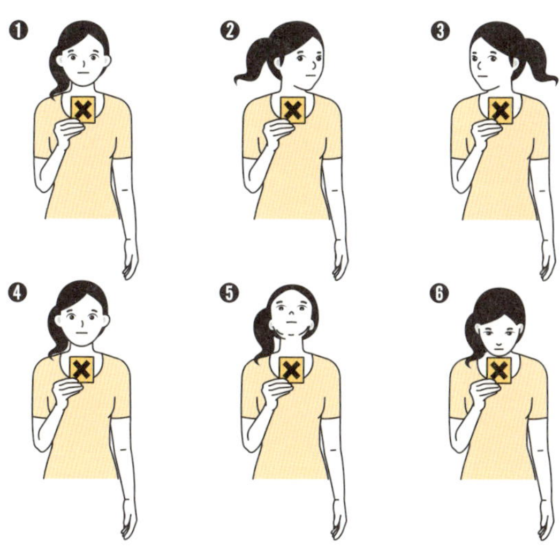

복잡한 배경에서 표적 보기

시각적 혼란을 주어 뇌의 집중력을 높이는 심화 과정입니다.

❶ 체크 무늬 등 복잡한 무늬가 있는 종이(스케치북 크기 권장) 한가운데에 표적 글자를 붙입니다.

❷ 양손으로 종이를 들고 가운데 글자에 시선을 고정한 채 머리를 좌우, 상하로 움직입니다.

심화: 익숙해지면 머리를 움직이는 속도를 점차 높입니다.

| 그림 7-2. 복잡한 배경에서 표적 보기 |

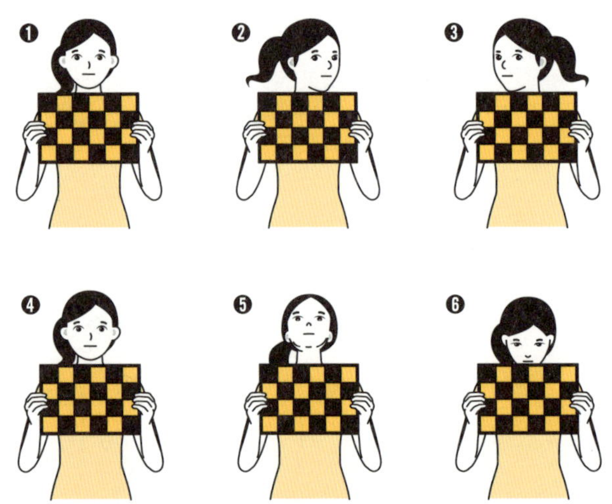

표적과 머리 반대로 움직이기

❶ 손에 표적을 들고 팔을 뻗습니다.

❷ 눈은 표적을 계속 주시하면서, 머리와 표적(손)을 서로 반대 방향으로 움직입니다.

예: 머리가 왼쪽으로 갈 때 손은 오른쪽으로 이동합니다. 머리가 위로 갈 때 손은 아래로 이동합니다.

주의: 처음에는 아주 느리게 짧은 거리부터 시작하며, 점차 속도를 빠르게 하고 범위를 넓혀갑니다.

| 그림 7-3. 표적과 머리 반대로 움직이기 |

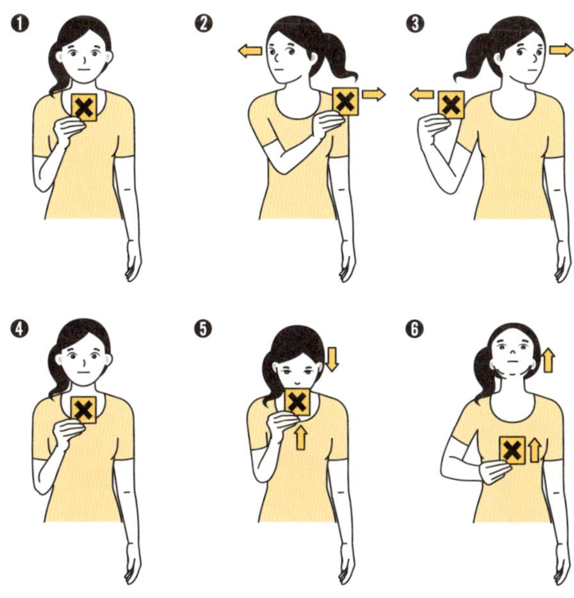

(2) 대치 운동

전정 기능을 대신하여 시각과 고유 수용 감각을 활용하도록 훈련합니다.

눈으로 보고 머리 따라가기

빠른 눈 움직임과 머리 움직임을 분리하여 훈련합니다.

❶ 벽에 2개의 글자(예: X, O)를 간격을 두고 붙입니다.

❷ 머리는 'O'를 향한 상태에서 눈도 'O'를 봅니다.

❸ 머리는 그대로 두고, 눈만 움직여 'X'를 봅니다.

❹ 시선을 'X'에 고정한 상태에서 머리를 돌려 'X'를 향하게 합니다.

❺ 이 과정을 방향을 바꿔가며 반복합니다.

| 그림 7-4. 눈으로 보고 머리 따라가기 |

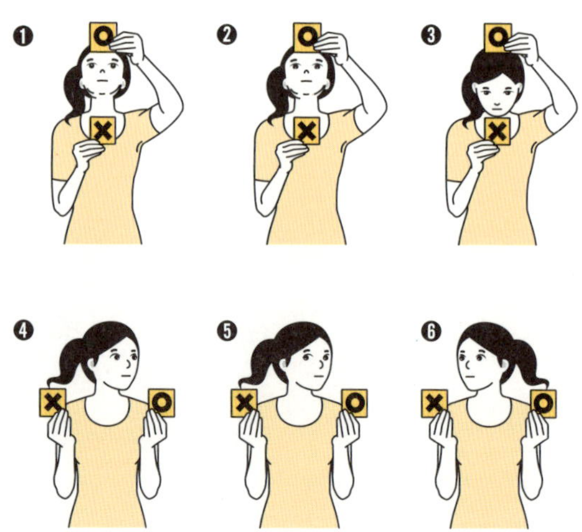

표적 위치 기억하기

목의 감각(경부안반사)을 활용해 위치 감각을 키웁니다.

❶ 표적을 바라봅니다.

❷ 눈을 감고 고개를 돌리면서, 마음속으로 표적이 있는 위치를 계속 주
시한다고 상상합니다.

❸ 눈을 떴을 때 시선이 정확히 표적을 향해 있는지 확인합니다.

| 그림 7-5. 표적 위치 기억하기 |

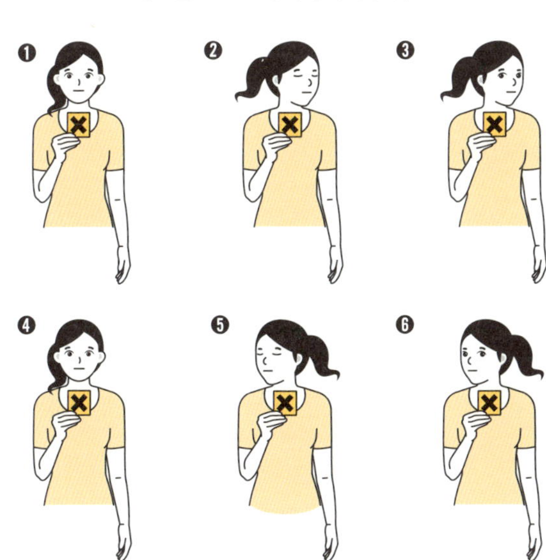

(3) 자세 조절

시각과 발바닥의 체감각에 의존하여 균형을 잡는 정적 훈련입니다.

발 모으고 서기

❶ 발을 나란히 붙이고 섭니다.

❷ 양팔은 교차하여 어깨 위에 올리고 정면을 1분간 응시합니다.

심화: 익숙해지면 눈을 감고 시행하여 체감각 의존도를 높입니다.

발 일자로 하고 서기

❶ 한 발의 뒤꿈치에 다른 발의 앞꿈치를 붙여 일직선으로 섭니다.

❷ 양팔은 교차하여 어깨 위에 올리고 정면을 1분간 응시합니다.

심화: 마찬가지로 눈을 감고 시행하여 난도를 높입니다.

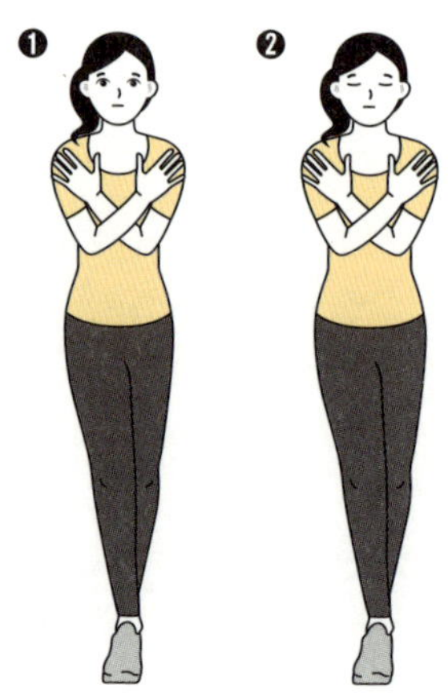

| 그림 7-6. 발 일자로 하고 서기 |

(4) 보행 운동

움직이는 상태에서의 동적 평형 능력을 강화합니다.

걸으면서 머리 운동

❶ 벽을 따라 천천히 걷습니다.

❷ 세 걸음마다 고개를 좌우 혹은 상하로 움직입니다.

예: 하나, 둘, 셋(고개 우측) → 하나, 둘, 셋(고개 정면) → 하나, 둘, 셋(고개 좌측).

| 그림 7-7. 걸으면서 머리 운동 |

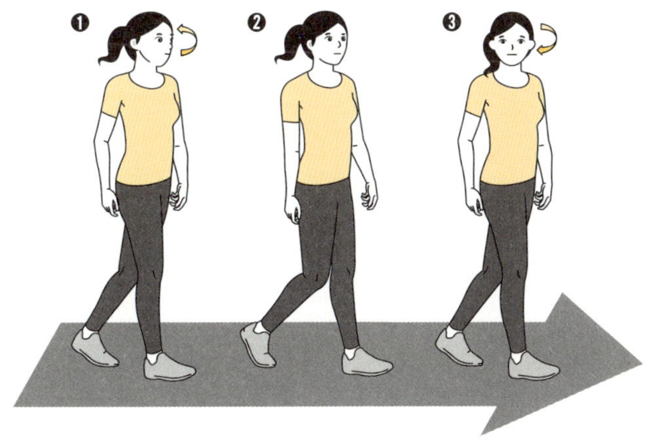

걸으면서 표적 보기

❶ 글자가 적힌 종이를 손에 들고 팔을 뻗습니다.

❷ 걸으면서 시선은 종이의 글자에 고정합니다.

❸ 머리를 좌우 혹은 상하로 천천히 움직이며 1분간 보행합니다.

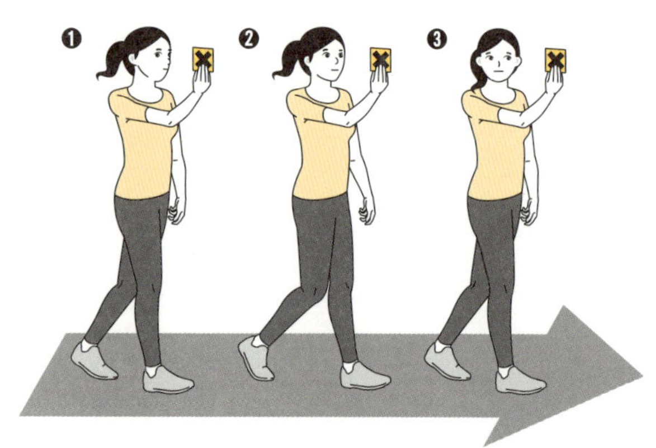

| 그림 7-8. 걸으면서 표적 보기 |

(5) 또 다른 전정 재활 운동: 코슨 쿡시

대부분의 전정 재활 운동은 코슨 쿡시 운동을 바탕으로 개발되었습니다. 이 운동은 모두 5단계로 구성되어 있습니다. 시작하기 전에 주변에 위험한 요소가 없는지 확인한 후 시행해야 합니다. 운동을 하다가 어지럼이 느껴지면 곧바로 쉴 수 있는 환경도 필요합니다. 초기에 발생하는 회전성 어지럼이 가라앉으면 재활 운동을 시작하면 되며, 운동 시 자신의 상태를 바탕으로 다음 단계를 시행할지 판단하면 됩니다.

❶ 머리는 움직이지 않으며, 눈
으로 천천히 위를 봤다가 아
래를 봅니다. 다시 빠르게 위
를 봤다가 아래를 봅니다. 빠
르게 보는 것을 20회 반복합
니다.

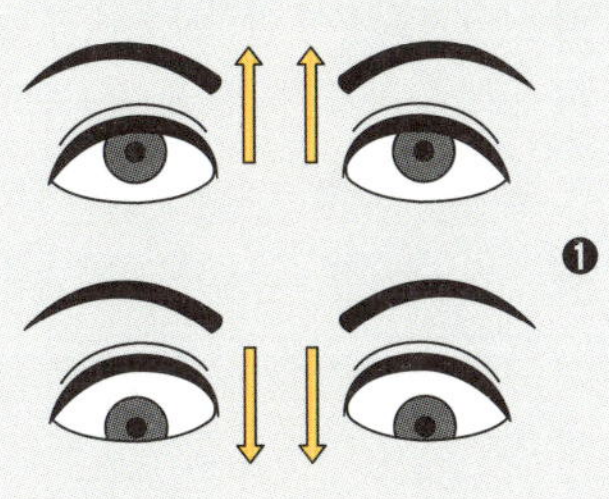

❷ 눈으로 천천히 오른쪽을 봤
다가 왼쪽을 봅니다. 다시 빠
르게 오른쪽을 봤다가 왼쪽
을 봅니다. 빠르게 보는 것을
20회 반복합니다.

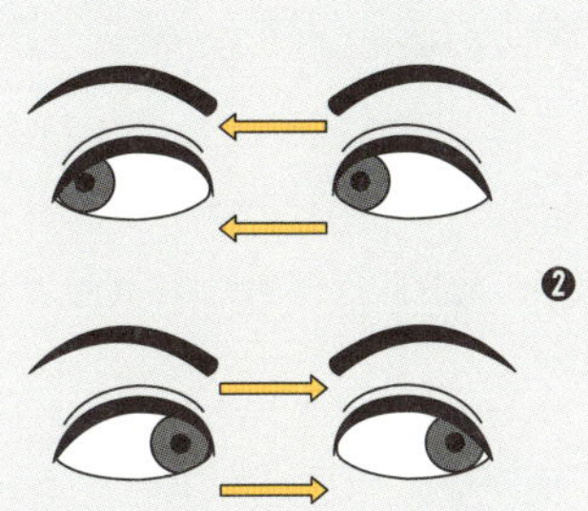

❸ 앞으로 팔을 쭉 뻗고 검지손
가락을 폅니다. 눈으로 검지
손가락을 계속 보면서 손가
락이 코에 닿도록 했다가 다
시 멀리 뗍니다. 이 동작을
20회 반복합니다.

❶ 자리에 앉은 채로 눈을 뜨고 고개를 숙였다가 다시 뒤로 젖힙니다.
이 동작을 천천히 반복하다가 점차 빠르게 반복합니다.

❷ 눈을 뜨고 고개를 오른쪽으로 돌렸다가 다시 왼쪽으로 돌립니다.
이 동작을 천천히 반복하다가 점차 빠르게 반복합니다.

❸ 위의 ❶번과 ❷번 동작을 눈을 감고 반복합니다.

🦾 3단계: 앉아서 하는 팔과 몸통 운동

❶ 자리에 앉아서 어깨를 위아래로 올렸다가 내리기를 20회 반복합니다.

❷ 어깨를 귀에 가까워지도록 으쓱 올렸다가 앞으로 돌리며 내리는 것을 20회 반복하고 뒤로 돌리며 내리는 것을 20회 반복합니다.

❸ 엉덩이는 바닥에 고정하고 허리를 이용해 머리를 포함한 몸통을 오른쪽으로 돌렸다가 왼쪽으로 돌리는 동작을 20회 반복합니다.

❹ 머리를 천천히 오른쪽 끝까지 돌렸다가 다시 왼쪽 끝까지 돌리는 동작을 천천히 2회 반복하고 빠르게 1회 시행합니다.

❺ 잠시 쉬고 다시 머리 돌리기를 3회 반복한 후, ❹번 동작을 눈을 감고 시행합니다.

🦾 4단계: 서서 하는 팔과 몸통 운동

❶ 일어서서 3단계 운동을 시행합니다.

❷ 의자에 앉았다가 일어서기를 눈을 뜨고 20회, 감고 20회 반복합니다.

❸ 일어서서 작은 공을 눈의 위치보다 더 높게 던졌다가 양손으로 받기를 반복합니다.

❹ 허리를 굽히고 작은 공을 무릎 아래에서 오른손에서 왼손으로, 다시 왼손에서 오른손으로 주고받습니다.

🦾 5단계: 움직이면서 하는 운동

❶ 보호자와 큰 공을 양손으로 던지며 주고받습니다. (공의 크기는 수영장에서 쓰는 비치 볼 정도가 적당합니다. 표면이 단단하지 않은 공을 사용해야 공을 놓치거나 공에 부딪혔을 때 부상을 피할 수 있습니다)

❷ 눈을 뜨고 방을 천천히 걸어서 왕복합니다. 보호자와 함께 눈을 감고 걸어봅니다.

❸ 낮은 경사가 있는 길을 천천히 걸어서 올랐다가 내려옵니다. 보호
자와 함께 눈을 감고 왕복해봅니다.

❹ 낮은 계단을 천천히 올랐다가 내려옵니다. 보호자와 함께 눈을 감
고 왕복해봅니다.

❺ 허리를 구부렸다 펴고 목표를 주시할 수 있는 운동을 합니다. (고리
던지기, 볼링 등을 추천합니다. 어지럼이 많이 호전되면 농구, 골프, 크리켓, 테
니스, 배드민턴 등도 시도해보십시오)

코슨 쿡시 운동 외에 전정 보상을 위해 할 수 있는 대표적인
운동을 몇 가지 더 소개합니다.

눈으로 따라가기

❶ 한쪽 팔을 앞으로 쭉 뻗고 손가락 하나를 폅니다.

❷ 눈으로 ❶에서 편 손가락을 계속 바라봅니다.

❸ 앞으로 뻗은 팔을 오른쪽에서 왼쪽으로 움직이기를 반복합니다. 위
아래로 팔을 30도 정도 들었다가 내리기를 반복합니다.

❹ 머리는 고정한 상태에서 눈으로만 손가락의 움직임을 따라갑니다.

❺ 팔을 뻗어 ❶에서 편 손가락이 정면에 보이도록 고정하고 고개를
좌우로 돌립니다. 눈으로는 손가락을 계속 바라봅니다.

몸 균형 잡기

❶ 양팔을 양옆으로 어깨높이까지 들고 발을 모으고 서서 20초간 가
만히 있습니다. (서서 하는 운동이기 때문에 보호자가 옆에서 지켜주거나,
넘어져도 다치지 않는 환경에서 시행합니다)

❷ 양팔을 내리고 차렷 자세로 20초간 가만히 있습니다.

❸ 앞의 2가지 동작을 눈을 감고 다시 시행합니다. (보호자는 환자의 양어깨를 양팔로 감싸지만 보호자의 몸이 환자의 몸에서 약 5~10cm 떨어져 있도록 합니다. 환자가 넘어질 때 바로 붙잡기 위한 자세입니다)

❹ 환자는 양팔을 들고 오른발과 왼발이 앞뒤로 일직선이 되도록 합니다. 그 자세로 20초간 서 있습니다.

❺ 양팔을 내리고 왼발과 오른발이 앞뒤로 일직선이 되도록 바꿉니다. 그 자세로 20초간 서 있습니다.

❻ ❹, ❺번 동작을 눈을 감고 다시 시행합니다.

3. 만성 어지럼증의 재활

만성 어지럼증의 재활은 크게 두 단계로 나누어 계획합니다.

❶ 머리의 움직임
❷ 걷기와 균형 훈련

만성 어지럼증 환자들의 공통된 특징은 움직임 자체를 피하게 된다는 것입니다. 어지럼이 올까 봐 조심하고, 조심하다 보니 움직임이 더 줄고, 그 결과 신경계는 더욱 둔해집니다. 이러한 악순환을 끊는 것이 전정 재활의 핵심입니다.

(1) 모니터만 보면 멀미가 나는 경우: 적응 운동

전정안구반사의 회복이 늦어질 때의 전형적인 패턴입니다. 급성기에는 작은 점을 보며 했던 운동을, 만성기에는 시야 전체를 활용한 훈련으로 확장합니다. 시야를 가득 채울 수 있는 가로세로 1m 크기의 체크보드를 벽에 붙여두고 이를 주시하면서 고개를 좌우, 상하로 각각 1분 동안 천천히 움직입니다. 중요한 것은 속도가 아니라 정확성입니다. 눈은 목표를 놓치지 않고, 머리는 부드럽게 움직입니다.

이 운동은 겉보기에는 단순하지만, 전정 재활의 가장 핵심적인 훈련입니다.

| 그림 7-9. 체크 보드 패널 |

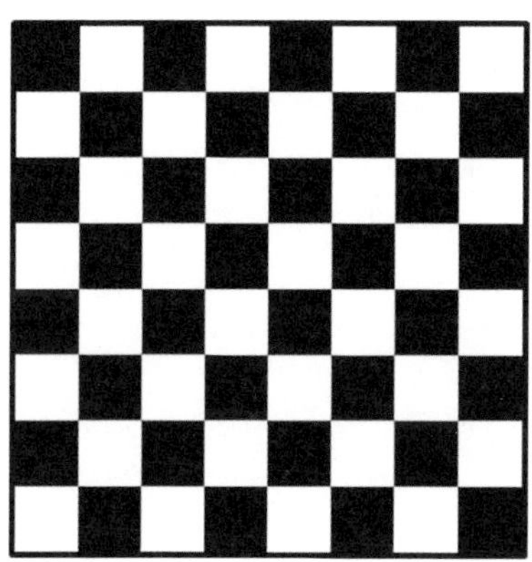

(2) 움직일 때마다 어지러운 경우: 습관화 운동

이 유형의 환자들이 가장 힘들어하는 것이 바로 걷기입니다. 가
만히 있을 때는 괜찮다가, 움직이는 순간 어지럼이 시작됩니다.

| 그림 7-10. 고개 돌리면서 걷기 |

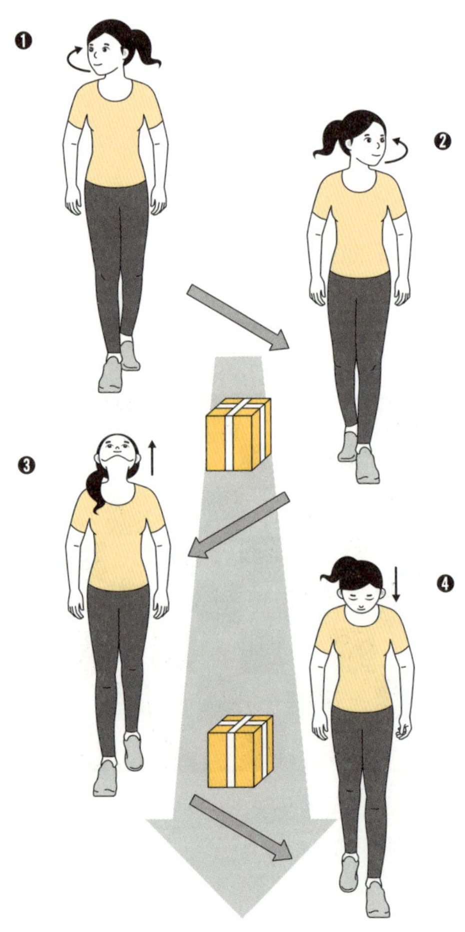

이때 필요한 것이 바로 고개 돌리며 걷기, 제자리 회전 같은 훈련입니다. 이 운동들의 목적은 "이런 움직임은 위험하지 않다"라는 메시지를 뇌에 반복해서 학습시키는 것입니다.

처음에는 긴 복도를 걸으면서 고개를 좌우로 움직이고, 위아래를 번갈아 쳐다보는 과정을 천천히 반복합니다. 어느 정도 익숙해지면 의자나 상자를 몇 개 세워놓고 이것을 피하면서 같은 동작을 반복합니다. 여기에도 적응된다면 백화점이나 마트 복도 등에서 연습해볼 수도 있습니다.

제자리에서 돌기의 경우, 제자리에서 180도 돌아선 뒤에 10초 이상 자세를 유지합니다. 어지럽지 않다면 같은 방향을 다시 180도 돌아섭니다. 한 방향당 5회, 하루 두 차례씩 수행합니다. 어려움 없이 수행할 수 있다면 한 번에 360도 회전을 시행해보고, 보호자와 함께 눈을 감고 동일한 동작을 시행해봅니다.

(3) 어두운 곳에서 불안정한 경우: 대치 운동

어깨 관절이 좋지 않으면 어깨 근육을 강화하듯이, 전정 기능이 떨어지면 체감각을 강화해야 합니다. 쿠션 위에서 걷기, 눈 감고 균형 잡기, 보수BOSU 볼 훈련은 모두 체감각과 전정 척수 반사를 동시에 자극하는 훈련입니다.

이 운동들은 단순히 어지럼증 치료를 넘어서, 낙상 예방에도 매우 중요합니다.

| 그림 7-11. 보수 볼 운동 예시 |

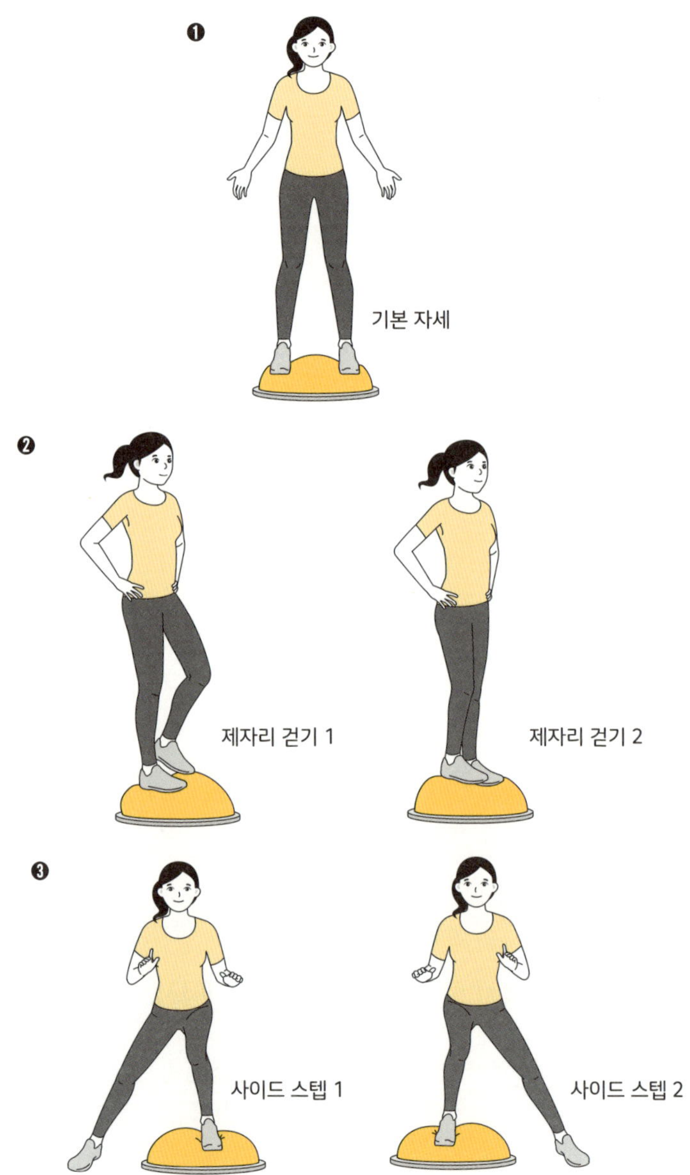
❶ 기본 자세
❷ 제자리 걷기 1   제자리 걷기 2
❸ 사이드 스텝 1   사이드 스텝 2

(4) 외출이 두려운 경우: 심리적 회복

심한 어지럼증 이후 집 밖에 거의 나가지 못하는 분들도 많습니다. 이 경우 운동을 아무리 잘해도 회복을 완료할 수 없습니다. 이때는 단순히 '자동차 없는 길에서 15분 걷기'를 시작으로 해서, 공원, 마트, 백화점의 순으로 외출 난도를 올립니다. 이것은 단순한 운동이 아니라 자신의 전정계에 대한 신뢰를 회복하는 과정입니다.

4. 어지럼증 운동에서 고려해야 할 것

그렇다면 이런 운동을 하면 어지럼증은 반드시 좋아질까요? 모든 어지럼증 환자의 간절한 소망은 약을 먹지 않아도 어지럼에 대한 두려움 없이 마음껏 몸을 움직일 수 있는 상태일 것입니다. 하지만 그 과정에 이르는 길은 그리 단순하지 않습니다. 실제로 진료실에서는 많은 분이 이렇게 말합니다.

"선생님, 몇 달이 지났는데도 아직도 어지러워요."

"운동은 열심히 하는데, 하고 나면 더 어지러운 것 같아요."

시간이 지나도 만성적인 어지럼증이 완전히 사라지지 않고 오랫동안 환자를 괴롭게 하는 경우를 자주 봅니다. 어지럼증을 줄여주는 약은 최대한 빨리 복용을 중단해야 하는데도 많은 분이 약을 손에서 놓지 못합니다. 이유는 단순합니다. 운동만으로는 아직 불안하기 때문입니다. 때문에 어지럼증 치료에서 가장 중요한 것이 바로 현실적인 치료 목표를 세우는 것입니다.

(1) 현실적인 치료 목표 세우기

현실적인 치료 목표란, 모든 사람이 완전히 정상으로 돌아갈 수는 없다는 사실을 받아들이는 것에서 출발합니다. 만성 어지럼증 치료를 생각할 때마다 저는 헬스장에 처음 등록하는 사람들의 모습이 떠오릅니다. 밝은 조명, 화려한 음악, 거울 속의 완벽한 몸들. 몇 주만 열심히 하면 나도 금세 저렇게 될 것이라는 기대를 품고 운동을 시작하지만 현실은 다릅니다. 운동을 할수록 몸은 더 아프고, 근육통은 심해지고, 체중은 잘 줄지 않습니다. 어느 순간부터 이런 생각이 들기 시작합니다. "내가 근사해지려고 온 건지, 고통받으려고 온 건지 모르겠다", "저 트레이너, 혹시 나에게 잘못된 프로그램을 강요하는 건 아닐까?"

이 장면은 진료실에서도 거의 똑같이 반복됩니다. 환자는 처음 의사를 만나면 며칠 안에 뭔가 획기적인 변화가 있으리라 기대합니다. 약은 꼭 필요한 만큼만 먹고, 이상한 운동을 하라는 말에도 고개를 끄덕입니다. 하지만 몇 주 뒤 다시 만났을 때 환자의 표정은 좋지 않습니다. "선생님, 열심히 했는데 별로 좋아진 것 같지 않아요." 이런 상황이 반복되면 의사를 의심하게 됩니다. "과연 이 사람이 내 어지럼을 정말 고쳐줄 수 있을까?"

완전히 회복 가능한 조건을 가진 사람과, 신경계 손상이 어느 정도 진행된 사람의 목표가 같을 수는 없습니다. 헬스장에서 모든 사람이 크고 아름다운 근육을 갖기 어려운 것처럼 말이죠. 물론 처음부터 "어차피 안 낫습니다"라고 말하는 것은 치료 의지를 꺾습니다. 하지만 "무조건 다 좋아집니다"라는 말 역시 환자를 더 큰 실망으로 이끌 수 있습니다. 중요한 사실은 아무리 환자의 상태가 나쁘더라도 전정 재활 운동은 실제로 전정 기능을 개선시키고 평형 상태를 지금보다 더 낫게 할 수 있다는 점입니다. 그 개선 속도와 최종 도달 지점이 사람마다 다를 뿐입니다.

그래서 운동의 목표를 어지럼을 완전히 없애는 것보다는, 어지럼이 와도 스스로 조절할 수 있는 상태가 되는 것으로 설정하는 것이 좋습니다. 물론 지금 당장 눈앞의 안개를 걷어내는 것이 쉽지는 않겠지만, 꾸준히 운동하다 보면 어느 순간 그 안개를 느끼지 못하게 될 것입니다.

(2) 나이 때문이라고 생각하지 않기

나이가 많으면 어지럼증은 어쩔 수 없다고 생각하는 분들이 많습니다. 근력도 줄고, 반사도 느려지고, 회복력도 떨어지니 당연히 그럴 것 같지요. 하지만 지금까지의 연구 결과를 보면, 나이는 전정 재활의 효과를 결정하는 중요한 변수는 아닙니다. 고령일수록 근력과 시력이 떨어져 불리할 순 있지만, 뇌의 적응 능력은 80대, 90대에도 건재합니다. 최근 연구에 따르면 적극적으로 재활에 참여한 고령층은 낙상 사고 위험이 50% 이상 감소하는 결과를 보였습니다. 70대, 80대에서도 전정 재활을 통해 분명한 호전을 보이는 분들을 진료실에서도 많이 만납니다.

이제 운동을 하지 않을 핑계가 또 하나 사라졌습니다.

(3) 최대한 빨리 시작하기

전정 재활은 가능하면 빨리 시작할수록 좋습니다. 증상이 시작된 지 얼마 되지 않을수록 뇌의 가소성, 즉 적응 능력이 강하기 때문입니다. 하지만 아주 심한 어지럼증으로 서 있기조차 힘든 급성기(수일 이내)에는 무리해서 운동을 시작할 필요는 없습니다. 이 시기에는 약물 치료와 안정이 먼저입니다.

잊지 말아야 할 것은, 어지럼증이 시작되고 뇌가 '움직이지 않는 것'을 안전하다고 착각하기 전에 재활을 시작해야 한다는 점입니다. 약물 치료는 급성기에만 집중하고, 서 있을 수만 있다면 바로 재활 운동에 돌입하는 것이 회복 기간을 단축하는 비결입니다.

또한 이미 병원에서 치료를 받고 있는 경우라면, 이 책의 내용을 그대로 따라 하기보다는 담당 의사의 지시에 따라 맞춤형 운동을 먼저 시행하는 것이 원칙입니다. 망가진 부위를 집중적으로 훈련하는 맞춤형 운동을 먼저 시행하고, 어느 정도 균형이 맞춰지면 이 책의 내용에 있는 종합적인 전정 강화 훈련을 진행하는 것이 좋습니다.

(4) 초반의 어지럼 견디기

전정 재활을 시작한 사람들이 공통적으로 말하는 것이 있습니다. "운동을 시작했는데, 오히려 더 어지러워졌어요."

이것은 정상적인 반응입니다. 그동안 쓰지 않던 신경 회로를 강제로 사용했기 때문입니다. 근육 운동을 처음 시작했을 때 근육통이 생기는 것과 정확히 같은 원리입니다. 이 단계를 넘어야만 원하는 결과에 다다를 수 있기 때문에, 항상 운동은 "조금 힘들지만 견딜 수 있는 강도"에서 시작해야 합니다.

환자분들을 위한 현실적 체크리스트를 소개합니다. 전정 재활을 시작하기 전과 후에 스스로에게 물어보시기 바랍니다.

❶ 나는 어지럼을 피하기 위해 움직임을 줄이고 있지 않는가?

❷ 운동 후 어지럼이 생기면 바로 중단해버리지는 않는가?

❸ 완전히 안 어지러워지는 것만을 목표로 삼고 있지는 않는가?

❹ 하루 5분이라도 꾸준히 하고 있는가?

2장
어지럼 완화에 좋은 일상생활 운동

어지럼증을 치료한다고 하면 많은 분이 먼저 떠올리는 것이 '특별한 운동'입니다. 병원에서 배운 전정 재활 운동, 즉 고개를 흔들고 눈을 고정하는 연습, 쿠션 위에서 균형을 잡는 훈련 말이지요. 물론 이런 운동들은 매우 중요합니다. 하지만 진료실에서 수많은 환자를 만나며 점점 더 확신하게 된 것이 하나 있습니다.

그것은 바로, 어지럼증 회복은 운동을 어떻게 하는지보다 '어떻게 일상을 살아가는지'에 따라 달라진다는 것입니다.

아무리 훌륭한 전정 재활 운동을 하루에 30분씩 열심히 하더라도, 나머지 하루 23시간 30분을 움츠린 채 살아간다면 회복은 더뎌질 수밖에 없습니다. 반대로, 아주 특별한 운동을 하지 않더라도 일상 속에서 꾸준히 몸을 움직이고 감각을 사용하는 사람들은 예상보다 빠르게 좋아집니다. 이번 장에서는 운동을 해야 한다는 부담을 내려놓고, 어지럼증 환자에게 도움이 되는 일상생활 속에서의 움직임에 대해 이야기해보겠습니다.

1. 어지럼증 환자의 가장 큰 적 '움직임 회피'

어지럼증이 오래 지속되면 사람은 어느 순간부터 삶 전체를 조심스럽게 살기 시작합니다. 계단을 피하고, 엘리베이터를 타고, 고개를 덜 움직이고, 마트에 가는 대신 배달을 시키고, 산책 대신 소파에 앉아 있는 시간이 늘어납니다. 문제는 이 모든 선택이 전부 어지럼증을 더 오래 붙잡는 방향이라는 점입니다.

만성 어지럼증 환자들에게 공통적으로 나타나는 행동 패턴이 있습니다.

❶ 고개를 거의 돌리지 않는다.

❷ 시선을 한 곳에 고정한다.

❸ 갑작스러운 움직임을 피한다.

❹ 어두운 곳, 복잡한 곳을 가지 않는다.

❺ 계단, 에스컬레이터, 지하철을 피한다.

이 모든 행동은 단기적으로는 편합니다. 어지럼이 덜 생기니까요. 하지만 장기적으로 보면, 신경계는 이렇게 학습합니다.

"움직이면 위험하다."

"가만히 있는 것이 안전하다."

이 순간부터 전정 기관은 회복할 기회를 얻지 못합니다. 쓰지 않는 신경 회로는 반드시 퇴화합니다. 근육이 빠지는 것과 정확히 같은 원리입니다. 그래서 일상생활 운동의 목표는 예전의 어지럽지 않은 삶으로 돌아가는 것이 아니라, 예전의 역동적으로 움직이는 삶으로 돌아가는 것이 되어야 합니다.

많은 환자분이 이렇게 말합니다.

"운동은 열심히 하는데, 일상생활에서는 아직 좀 조심하고 있어요."

"운동 시간 외에는 어지러울까 봐 최대한 안 움직이려고 해요."

이 말들 속에는 아주 중요한 오해가 숨어 있습니다. 전정 기관과 뇌는 '운동 시간'과 '생활 시간'을 구분하지 않습니다. 뇌는 종일 들어오는 감각 정보의 총합을 가지고 적응합니다. 즉, 전정 재활 운동 10분보다 훨씬 더 중요한 것은 하루 동안 얼마나 다양한 움직임을 자연스럽게 경험했는지입니다. 어지럼증에 가장 좋은 일상 운동은 '운동처럼 느껴지지 않는 운동'입니다. 헬스장에서 하는 프로그램처럼 특정 운동을 30분 동안 10세트 하고 이를 반복하는 방식은 대부분 오래 가지 못합니다. 대신 운동을 종일 반복되는 생활 습관으로 바꿔야 합니다. 한번 바꿔볼까요? 어지럼증 완화에 도움이 되는 일상생활 운동에는 몇 가지 공통된 원칙이 있습니다.

❶ 특별하지 않을 것
❷ 매일 반복할 수 있을 것
❸ 약간 불편하지만 견딜 수 있을 것
❹ 어지럼을 '피하는 동작'이 아닐 것

이 4가지를 만족하는 움직임은 생각보다 우리 주변에 아주 많습니다.

(1) 고개를 움직이며 살아보기

어지럼증 환자들이 가장 먼저 포기하는 것이 바로 자연스러운 머리 움직임입니다. 어지럼이 시작된 이후에는 무의식적으로 고개를 덜 움직이게 됩니다. 눈만 움직이고, 몸 전체를 돌리고, 고개는 최대한 고정한 채 생활합니다. 하지만 전정 기관은 머리 움직임을 감지하는 기관입니다. 고개를 쓰지 않으면, 회복도 일어나지 않습니다. 일상에서 실천할 수 있는 운동은 다음과 같습니다.

❶ TV를 볼 때 화면을 보며 고개를 천천히 좌우로 움직이기
❷ 대화할 때 눈만 돌리지 말고 고개까지 함께 돌리기, 고개 크게 끄덕이기

❸ 길을 걸을 때 고개를 들거나 돌리며 간판과 주변을 하나하나 살펴보기

이때 중요한 점은 자연스러움입니다. 일부러 빠르게 움직일 필요는 없습니다. 어지럽지 않게 조심할 필요도 없습니다. 그저 건강했을 때 하던 정도의 고개 움직임을 조금씩 되찾도록 하십시오.

(2) 눕거나 앉아 있는 시간 줄이기

어지럼증이 오래 지속되면 활동량이 급격히 줄어듭니다. 걷는 시간이 줄고, 서 있는 시간이 줄고, 결국 하루 대부분을 앉거나 누워서 보내게 됩니다. 하지만 전정 재활에서 '서 있기'와 '걷기'는 그 자체로 치료일 만큼 대단히 중요합니다.

❶ 전화 통화는 가능하면 서서 하기
❷ 집 안에서도 한두 바퀴씩 더 걷기
❸ 엘리베이터를 기다리는 동안 가만히 서서 균형 느끼기

특별한 운동을 하지 않아도, 이런 작은 동작만으로도 전정 척수 반사와 체감각은 꾸준히 자극받고 회복되기 시작합니다.

회복되지 않은 어지럼증 환자들의 걷는 모습에는 공통점이 있습니다. 보폭이 짧고, 시선이 바닥에 고정되어 있고, 상체 움직임이 거의 없습니다. 이런 걷기 방식은 당장은 안정적으로 느껴지지만, 장기적으로 회복에 크게 방해가 됩니다.

❶ 시선을 바닥이 아닌 정면에 두기

❷ 보폭을 평소보다 약간만 넓히기

❸ 팔을 자연스럽게 흔들며 걷기

❹ 걸으면서 고개를 좌우로 천천히 움직이기

계단은 많은 어지럼증 환자들에게 두려움의 대상입니다. 시야가 빠르게 바뀌고, 균형을 잃을 것 같은 느낌이 들기 때문입니다. 계단은 우리 주변에 존재하는 최고의 일상 재활 공간입니다. 엘리베이터 대신 계단을 선택하는 작은 결정 하나가 전정 기능 회복에 큰 차이를 만듭니다. 계단 오르기를 안전하게 시작하는 방법은 다음과 같습니다.

❶ 손잡이를 잡고 천천히

❷ 한 계단씩 정확히 디디기

❸ 내려올 때는 시선을 정면 또는 약간 위로

처음에는 이러다 어지러워지겠다는 생각이 들어 불안할 수 있지만, 어지럼증을 피하지 않고 경험하는 것이 바로 습관화의 시작입니다.

집안에서 어지럼증을 극복하기 위한 일상 운동을 수행하며 조금씩 자신감이 붙기 시작한다면 시선을 좀 더 바깥으로 돌려보겠습니다. 일상에서 실천할 수 있는 외출시 습관화 훈련입니다.

❶ 마트 천천히 한 바퀴 돌기

❷ 엘리베이터 안에서 일부러 거울 보기

❸ 지하철 안에서 창밖 보기

❹ 카페에서 사람들 움직임 바라보기

❺ 회전문 통과하기

마트에서 복잡한 진열대 사이를 걷고 물건을 찾는 일상은 어지럼증 환자에게 가장 고난도이자 효과적인 훈련입니다. 온라인 쇼핑에 의존하지 말고 열심히 장만 보러 다녀도 아주 좋은 치료를 받는 것입니다.

위에서 나열한 것들은 모두 습관화 훈련의 하나이며, 스스로 뇌에게 말해주는 것입니다.

"이 정도 혼란은 위험하지 않고 무시해도 되는 자극이다."

(3) 집안일 하기

집안일은 놀라울 정도로 강력한 전정 재활 프로그램입니다. 청소기 밀기, 빨래 널기, 설거지, 장보기, 이불 개기, 화분 물 주기와 같은 동작에는 모두 공통점이 있습니다.

❶ 고개를 숙였다 들었다 한다.

❷ 좌우로 움직인다.

❸ 시선이 계속 바뀐다.

❹ 몸의 무게 중심이 계속 이동한다.

빨래를 널 때 고개를 위아래로 움직이며 팔을 뻗는 동작은 전정 척수 반사를 자극하며, 청소기를 밀면서 시선이 바닥을 향하고 몸을 앞뒤로 움직이는 동작은 동적 평형 감각을 기릅니다. 가까운 미래에 로봇이 이러한 활동들을 모두 대치하게 되어 집안일에 손댈 필요가 없어진다면, 우리는 전정 기능을 유지하기 위해서 따로 전정 재활 연습장을 방문해야 할지도 모릅니다.

(4) '완전히 괜찮아질 때까지' 기다리지 않기

많은 환자들이 이렇게 말하곤 합니다.

"좀 더 좋아지면 나가볼게요."

"어지럼증이 조금 더 좋아지면 운동할게요."

하지만 이 논리는 맞지 않습니다. 어지럼증이 없어져야 나가는 것이 아니라, 나가야만 어지럼증이 좋아집니다. 그렇다면 언제 운동과 일상생활을 시작하는 것이 좋을까요? 빠르면 빠를수록 좋지만, 고개만 돌려도 구토가 올라오는 환자에게 막무가내로 움직이라고 강요하는 것은 매우 잔인한 일이 되겠지요. 의사들은 현실적으로 아래와 같은 기준을 가지고 운동을 권유합니다.

❶ 어지럼증이 있어도 넘어지지 않는다면 운동을 한다.

❷ 어지럼증이 와도 처음과 같은 공포가 몰려오지 않으면 운동을 한다.

❸ 어지럼증이 와도 약을 복용하거나 마음을 가라앉힘으로써 증상을 조절할 수 있다면 운동을 한다.

"선생님, 사실 처음엔 무서워서 마트도 못 갔어요. 그런데 그냥 장바구니 하나 들고 5분만 걸어보자고 했는데, 며칠 뒤부터 많이 좋아졌어요."

이 순간이 바로 전정 재활의 전환점이라 할 수 있을 것 같습니다. 이제부터는 최대한 빠르게 일상으로 복귀하고 적절한 재활 운동을 반복하면 눈앞의 안개도 좀 더 빨리 걷어낼 수 있을 것입니다.

일상 속에서의 전정 재활 체크리스트를 확인해보시기 바랍니다. 3개 이상의 질문에 '예'라고 대답할 수 있다면 성공적인 전정 재활을 수행한 것입니다.

❶ 오늘 고개를 일부러 많이 움직였는가?

❷ 오늘 일부러 어지러운 환경에 들어갔는가?

❸ 오늘 집 밖을 나갔는가?

❹ 오늘 시선을 고정하지 않고 움직였는가?

❺ 오늘 '피해야 할 것' 대신 '해봐야 할 것'을 선택했는가?

3장

어지럼을 완화하는 식습관

어지럼증 환자는 증상 완화에 도움이 된다면 무슨 노력이든 하고자 합니다. 식이 조절도 그중 하나입니다. 울렁거리고 체한 듯한 증상으로 인해 처음에는 소화불량이 온 것으로 오해하는 환자도 많기 때문에 더더욱 식생활에 관심이 많습니다. 실제로 전정 기관은 뇌, 자율신경계, 혈관계, 내분비계와 긴밀하게 연결되어 있고, 이 모든 시스템은 우리가 먹는 음식의 영향을 직접적으로 받습니다. 조금 과장해서 말하면, 전정 재활 운동이 '신경계 훈련'이라면 식습관은 '신경계 환경 조절'을 의미합니다. 운동만 하고 환경을 바꾸지 않으면, 신경계는 늘 같은 스트레스 속에서 훈련받는 것이지요.

만성 어지럼증 환자들의 식습관에서 비슷한 특징을 볼 수 있습니다.

❶ 아침을 자주 거른다.

❷ 커피를 많이 마신다.

❸ 물을 많이 마시지 않는다.

❹ 굶다가 한 번에 많이 먹는다.

❺ 밤늦게 먹는다.

❻ 당분 섭취가 많다.

이 패턴은 자율신경계를 불안정하게 만드는 습관입니다. 자율신경계는 전정 기관과 같은 뇌간 수준에서 작동하는 시스템이기 때문에, 자율신경계가 불안정해지면 어지럼증도 심해집니다.

(1) 공복

모든 사람이 느끼지만, 만성 어지럼증이 있으면 더 심해지는 현상이 있습니다.

"평소에는 괜찮은데, 굶으면 더 어지러워요."

이것은 기분 탓이 아닙니다. 공복 상태에서는 혈당이 떨어지고, 뇌로 가는 에너지 공급이 줄어들면서 전정계의 신호 처리 능력이 급격히 떨어집니다. 더구나 혈당의 공급 패턴이 불규칙하다면, 뇌는 더 힘들 수밖에 없지요. 아침을 거르거나 늦은 점심을 먹는 일, 불규칙한 식사, 그리고 다이어트는 어지럼증 환자가 꼭 피해야 할 습관입니다. 항상 그렇듯이, 완벽한 식단보다 중요한 것은 규칙적인 식사입니다.

(2) 카페인

커피와 에너지 음료, 진한 차. 이 3가지는 어지럼증 환자에게 매우 흔한 증상 악화 요인입니다. 카페인은 자율신경계를 흥분시키고 심박 수를 올리며, 뇌를 과각성 상태로 만드는 성분입니다. 뇌가 과각성된 상태에서 들어오는 전정 기관의 신호는 평소보다 훨씬 크게 해석되고, 증상을 더 심하게 느낄 수밖에 없습니다.

"커피를 마시면 자주 어지러운 것 같아요."

"커피를 마시면 심장이 두근거리면서 불안해져요. 어지러운 느낌이에요."

라고 이야기하는 분이 많은데, 이것은 실제로 일어나는 신경생리학적 현상입니다. 이런 분들에겐 하루 1잔 이내의 커피를 오전에만 마시는 것을 권하며, 에너지 음료는 카페인 함량이 매우 높기에 가능한 피할 것을 권고합니다.

(3) 수분 부족

바쁜 현대인 중 일을 하면서 물을 많이 마시지 않는 분이 많습니다. 특히 커피로 하루를 버티거나 물 대신 음료수만 마시는 경우, 또는 일이 바빠서 화장실에 자주 가지 않기 위해 일부러 물을 적게 마시는 경우 탈수 상태가 되어 혈액의 점도가 올라가고 뇌로 가는 혈류가 줄어듭니다. 이때 머리가 멍해지고, 현기증이 일고, 집중력이 저하되고, 불안감을 느끼는 등의 증상이 나타나며, 이들은 전정 장애와 구분하기 어려운 '가짜 어지럼증' 증상입니다.

(4) 염분과 어지럼

메니에르병 환자에게 있어서 식습관은 치료의 매우 중요한 일부입니다. 염분 섭취가 많으면 내이의 림프액에 부종이 발생하여 압력이 증가하는 빈도가 높아지는 것으로 알려져 있습니다. 림프액의 부종은 어지럼증 발작을 일으키는 직접적인 원인이므로 메니에르병으로 진단되면 가급적 염분 섭취를 줄이도록 권고합니다. 그렇다면 어느 정도로 줄이는 것이 적당할까요?

아쉽게도 메니에르병 환자에게 딱 맞는 적절한 소금 섭취량은 아직까지 정해진 것이 없습니다. 다만 미국이비인후과학회를 비롯한 여러 기관은 심혈관 질환에서의 권고(1,500~2,300mg)를 차용하여 나트륨 일 2,000mg 이하(혹은 하루 5g 이하)를 많이 제시하고 있습니다. 보다 엄격한 섭취량을 제시한 최근의 연구에서는, 약물 치료시 충분한 수분을 섭취하고 나트륨 섭취는 하루 1,500mg로 제한한 사람들이 좋은 예후를 보였다는 발표도 있었습니다.

한 가지 명심해야 할 점은, 여기서 말하는 나트륨(mg)의 양이 '소금(g)'의 양과 다르다는 점입니다. 하루 나트륨 섭취량 1,500mg~2,000mg은 일반 소금으로 환산하면 약 3.75g~5g 정

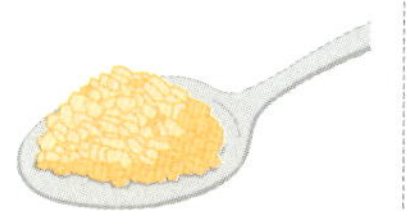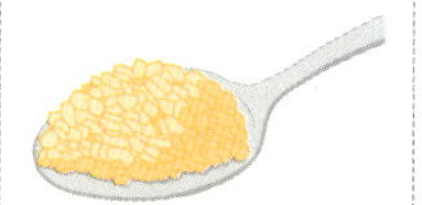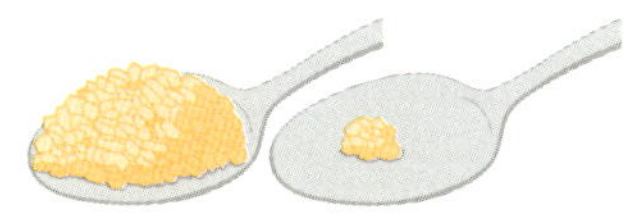
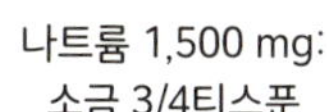

도이며, 3/4티스푼에서 1티스푼 분량입니다.

매일 반 티스푼 이상의 소금은 먹지 않으니 괜찮다고 생각할 수도 있지만, 영양학적 관점으로 볼 때 우리가 섭취하는 나트륨 대부분은 가공식품, 국물, 소스류가 출처이므로 엄격한 소금 섭취 관리가 필요하다면 자주 먹는 음식의 나트륨 함유량을 확인해보는 것도 좋습니다. 참고로, 신라면 1봉지(120g)의 나트륨 함량은 1,790mg이며 이는 일반 성인의 하루 권장 섭취량 2,000mg의 약 90%에 해당하는 수치로 메니에르병 환자의 하루 권장량 1,500mg~2,000mg과 맞먹거나 이를 초과하는 수준입니다. 그동안 우리가 얼마나 짜게 먹으면서 지내왔는지 느낌이 오시죠?

또한 한식은 국물 요리와 장류, 김치가 주를 이루기 때문에 나트륨 함량이 상당히 높은 편입니다. 일반적인 한식 메뉴의 나트륨 함량은 다음과 같습니다(1인분 기준).

- 짬뽕: 약 3,553mg~4,000mg(한 그릇으로 이틀 치의 나트륨을 섭취 가능)
- 칼국수: 약 2,300mg~2,900mg

- 육개장: 약 2,800mg~3,273mg(외식 메뉴 중 최고 수준의 나트륨 함량)

- 된장찌개: 약 2,000mg~3,000mg

- 김치찌개: 약 2,000mg 내외

- 비빔밥: 약 1,000mg~1,300mg(고추장의 양에 따라 변동)

- 간장게장: 1인분(250g) 기준 약 3,200mg 이상

- 멸치볶음: 100g당 약 1,896mg(단위 중량당 가장 짠 반찬 중 하나)

- 배추김치: 10조각(100g)당 약 1,000mg

- 자반고등어: 한 토막당 약 1,500mg

그렇다고 해서 병이 나을 때까지 한식을 먹지 않고 살 수는 없는 노릇입니다. 현실적으로 한식을 즐길 때 나트륨의 섭취를 최소화하는 방법을 제시해보겠습니다.

❶ 국물은 건더기만: 나트륨 대부분은 국물에 녹아 있습니다. 소스나 스프(MSG, 인공 감미료)를 비롯한 간의 양을 줄이고 국물 대신 건더기 위주로 식사하면 나트륨 섭취를 크게 줄일 수 있습니다.

❷ 채소 추가: 국물 조리 시에 콩나물, 시금치, 양파 등 칼륨이 많은 채소를 함께 넣어 끓이면 나트륨 배출에 도움이 됩니다.

❸ 김치와 장류 제한: 김치 대신 오이소박이나 저염 겉절이를, 된장이나 고추장 대신 고춧가루, 마늘, 식초 등을 활용해 맛을 내는 것이 좋습니다.

❹ 조리법 변경: 조림이나 찜보다는 구이(소금 없이)나 삶기(수육 등) 방식을 선택하고, 먹기 직전에 간을 하거나 소스를 찍어 먹는 방식을 권장합니다.

| 도표 7-1. 저염식 가이드라인 |

음식의 종류	피해야 할 고염분 음식	추천하는 저염분 음식
유제품	버터 우유, 코코아 분말, 가공된 치즈	무(저)지방 우유 및 요구르트, 저염분 치즈
육류	소금에 절이거나 훈제된 고기류, 참치 통조림, 햄, 소시지	살코기 부위, 싱싱한 생선 및 닭고기
채소	가당 채소 주스(나트륨 일일 권장량 대비 10% 포함), 올리브, 오이 절임, 통조림 스프, 김치	싱싱한 채소, 무가당 채소 주스, 저염분 스프
빵	크래커, 피자, 나트륨 함량이 높은 시리얼	곡물이 들어 있는 빵이나 시리얼, 저염분 크래커
스낵	감자칩, 프레즐, 견과류 등	무염분 팝콘, 말린 과일류
그 밖의 음식	토마토 케첩, 머스터드 소스, 간장, MSG가 포함된 음식, 샐러드용 소스, 패스트푸드 등	드레싱 없는 샐러드

(5) 어지럼증 환자에게 좋은 식사 패턴

염분을 제한하는 것뿐만 아니라 균등하게 나눠서 섭취하는 것 또한 중요합니다. 따라서 하루 권장량을 한 끼에 몰아서 먹기보다는 세 끼 식사에 골고루 분배하여 섭취함으로써 내이 림프액의 농도 변화를 최소화해야 합니다. 더불어 염분 제한과 함께 하루 종일 일정한 양의 물을 소량씩 자주 마시면 전해질 불균형을 막고 내이의 항상성을 유지하는 데 도움이 됩니다.

결론적으로 음식의 섭취는 '규칙적으로, 적당히, 천천히,' 즉 음식의 종류보다는 먹는 패턴이 더 중요합니다. 하루에 섭취하는 음식의 양은 변화가 없도록 하면서 아침, 점심, 저녁 식사를 거르지 않고 탄수화물, 단백질, 지방이 각각 4:3:3으로 구성된 균형 잡힌 식사를 하시기 바랍니다.

이상적인 하루 일과:

- 아침: 반드시 먹기

- 점심: 과식 피하기

- 저녁: 너무 늦지 않게

- 야식: 가능하면 안 먹기

- 간식: 단 음식 대신 견과류, 과일

어지럼증을 완화하는 식습관 체크리스트를 소개합니다. 4개 이상에 해당하는 날의 식습관은 어지럼증 해소에 도움이 될 것입니다.

❶ 아침을 먹었다.

❷ 커피를 1잔 이하로 마셨다.

❸ 물은 충분히 마셨다.

❹ 과식을 하지 않았다.

❺ 염분을 줄인 식단을 지켰다.

❻ 밤 10시 이후 야식을 먹지 않았다.

"어지럼을 이겨내는 운동과 식사" 정리

➕ 어지럼의 치료에는 약물보다는 운동이, 실내 운동보다는 실외 운동이 더 효과가 좋습니다. 목표는 '완치'가 아니라 '조절'입니다.

➕ 운동 초반의 어지럼은 자연스러운 현상이며 운동을 반복할수록 어지럼이 완화되므로 두려워하지 말고 계속 운동해야 합니다. 전정 재활의 최종 목표는 '운동을 잘하는 사람'이 아니라 '어지럼증을 신경 쓰지 않고 사는 사람' 입니다.

➕ 어지럼증의 회복은 운동할 때만 아니라 종일 이루어집니다. 전정 재활은 반드시 효과가 있지만 움직임을 회피하는 순간 회복은 멈춥니다. 가장 중요한 약은 꾸준함입니다.

➕ 어지럼증은 귀뿐만 아니라 자율신경계 전반의 균형이 흐트러져서 생기는 문제입니다. 자율신경계를 강하게 조절하는 도구는 규칙적인 하루 세끼의 식사입니다.

➕ 메니에르병은 먹는 음식에 영향을 받는 질환입니다. 염분의 섭취를 줄이는 것만이 능사가 아니라 적절하고 규칙적인 식사를 하는 것이 중요합니다.

응급 상황에서의 대처

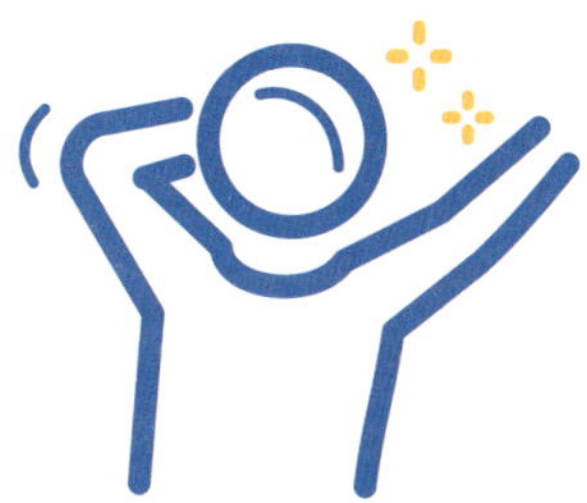

제8부에서는 즉각적인 응급실 방문이 필요한 '위험한 어지럼증'을 안내하고, 가정에서 할 수 있는 초기 대처법과 의심 질환에 따른 진료 프로세스를 안내합니다.

즉각적인 대처가 필요한 어지럼

어지럼은 매우 흔한 증상이지만, 모든 어지럼에 같은 의미가 있는 것은 아닙니다. 대부분 어지럼은 비교적 양성 질환에서 비롯되지만, 일부 어지럼은 즉각적인 평가와 판단이 필요한 위험 신호일 수 있습니다. 문제는 이 둘이 겉으로 보기에는 잘 구분되지 않는다는 점입니다.

이번에는 지금 바로 확인이 필요한 어지럼을 살펴보고자 합니다.

1. 어지럼, 이럴 때는 주의하세요

(1) 갑자기 시작되어 지속된다

위험한 어지럼의 가장 중요한 특징 중 하나는 특별한 계기 없이 갑자기 시작된다는 것입니다. 머리를 특정 방향으로 움직일 때만 나타나는 어지럼이나, 자세를 바꿀 때 잠깐 나타났다 사라지는 어지럼은 양성 질환에서 흔히 보입니다.

반면, 아무런 자극 없이 갑자기 어지럼이 시작되어 그 상태가 수 시간 이상 지속된다면 귀 문제로만 보기는 어렵습니다. 특히 쉬어도 어지럼이 뚜렷하게 가라앉지 않는 경우에는 뇌의 균형 조절 시스템 자체에 이상이 생겼을 가능성도 고려할 필요가 있

| 그림 8-1. 즉각적인 평가가 필요한 어지럼 |

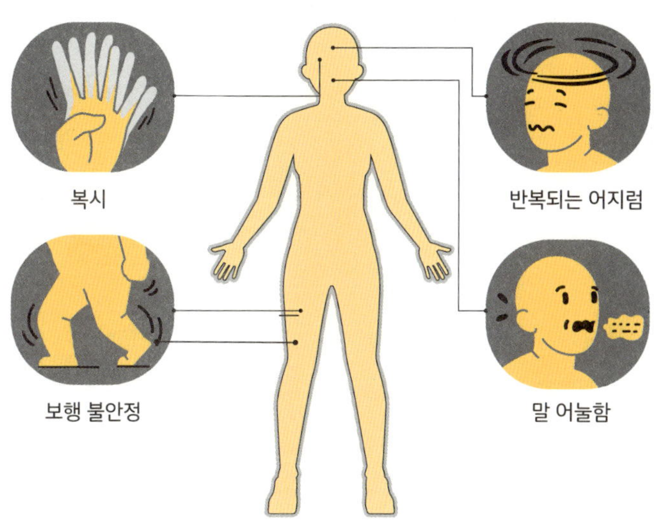

습니다.

(2) 걷는 것 자체가 힘들다

어지럼이 있을 때 혼자서 제대로 걷거나 서 있을 수 있는지는 매우 중요한 판단 기준입니다. 어지럽더라도 조심하면 혼자 걸을 수 있을 경우 양성 어지럼일 가능성이 큽니다. 하지만 몸이 한쪽

| 그림 8-2. 우측으로 쓰러지는 증상을 동반한 어지럼 환자의 뇌경색 영상 |

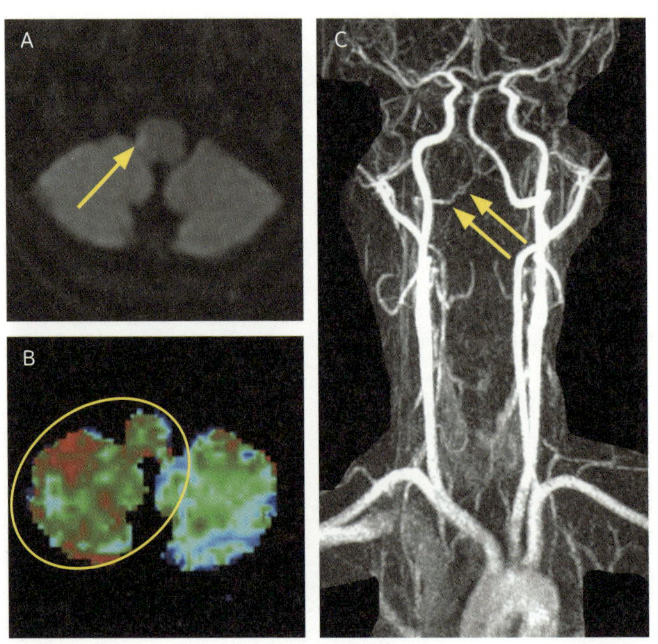

A. 우측 뇌간(연수)의 작은 급성 뇌경색(화살표)
B. 우측 뇌간 및 소뇌 영역의 혈류 감소
C. 우측 척추동맥 손상으로 인한 혈류 감소(화살표)

으로 계속 쏠리거나, 몇 걸음도 제대로 걷기 어려울 정도로 중심을 잡기 어렵다면 단순한 불편을 넘어선 신호일 수 있습니다. 특히 주변의 도움 없이는 서 있기조차 힘들다면, 귀의 문제보다는 뇌의 균형 조절 이상을 시사하는 경우가 많습니다.

(3) 복시나 시야 이상이 함께 나타난다

어지럼과 함께 사물이 2개로 보이거나(복시), 시야가 흐려지거나 어색하게 느껴지는 경우 중요한 신호일 수 있습니다. 또 말이 어눌해진다면 이 역시 위험 신호일 수 있습니다.

이러한 증상은 뇌간이나 소뇌, 시각을 담당하는 신경 경로가 함께 영향을 받을 때 나타나는 경우가 많습니다. 어지럼에 이런 신경학적 이상 증상이 동반된다면 단순한 어지럼으로 넘기기보다는 신경계 전반에 대한 평가가 필요한 상황일 수 있음을 염두에 두어야 합니다.

(4) 며칠 간 어지럼이 반복되거나 그 양상이 달라진다

어지럼이 하루 이틀 사이에 자연스럽게 좋아지지 않고 며칠 또는 몇 주에 걸쳐 비슷한 어지럼이 반복되거나, 처음 겪었던 어지럼과는 느낌과 양상이 달라진다면 한 번쯤은 주의를 기울일 필요가 있습니다.

특히 어지럼이 잠깐 나타났다가 사라지는 일이 짧은 기간 여러 차례 반복된다면, 일과성 허혈 발작과 같은 뇌혈관 문제가 있을 가능성도 고려해보아야 합니다.

(5) 위험 인자가 있다

어지럼이 위험한지 판단할 때는 증상 자체뿐 아니라 그 사람이 가지고 있는 뇌졸중 위험 인자도 함께 고려해야 합니다. 고령이 거나, 고혈압·당뇨·고지혈증·심장 질환이 있거나, 흡연력이 있는 경우에는 같은 어지럼이라도 보다 신중하게 접근하는 것이 안전합니다. 이런 경우에는 조금 더 지켜보기보다는 한 번은 확인해보자고 판단해도 과하지 않습니다.

2. 어지럼이 있어도 비교적 안심할 수 있는 경우

모든 어지럼이 즉각적인 평가를 필요로 하는 것은 아닙니다. 실제로 일상에서 흔히 경험하는 어지럼 중에는 비교적 양성의 경과를 보이는 경우도 적지 않습니다. 이런 어지럼은 몇 가지 공통된 특징을 보입니다.

예를 들어, 특정 머리 자세를 취할 때만 잠깐 어지럽고 어지럼이 수 초에서 수 분 이내에 자연스럽게 사라지는 경우에는 비교적 안심할 수 있습니다. 특히 이런 상태에서 혼자 걷거나 서는 데 큰 어려움이 없고, 시야나 말투에도 변화가 없다면 위험한 어지럼일 가능성은 상대적으로 낮습니다.

또한 어지럼이 반복되더라도 매번 비슷한 상황에서 비슷한 양상으로 나타나고, 그 사이에는 일상생활을 유지하는 데 큰 지장이 없다면 양성 경과를 보일 가능성이 큽니다.

다만 이것이 절대적으로 안전하다는 의미는 아닙니다. 어지럼의 양상이 이전과 달라지거나, 점점 더 중심을 잡기 어려워지거나, 다른 신경학적 증상이 새롭게 동반된다면 언제든 다시 판단이 필요할 수 있습니다.

3. 어지럼을 판단할 때 흔히 하는 오해들

어지럼을 경험할 때 많은 사람은 몇 가지 오해를 바탕으로 스스로 판단을 내리곤 합니다. 이런 오해는 위험한 어지럼을 간과하게 만드는 원인이 되기도 합니다.

첫 번째 오해는 '빙빙 도는 느낌이 없거나 토하지 않으면 위험하지 않다'는 생각입니다. 실제로는 뇌의 문제에서 회전감보다 몸의 중심이 흔들리거나 휘청거리는 불안정감이 더 두드러지는 경우도 적지 않습니다.

두 번째는 '어지럼만 있으면 뇌 문제는 아니다'라는 생각입니다. 후순환 뇌졸중이나 일과성 허혈 발작은 어지럼만으로 시작되는 경우도 있으며, 초기에는 다른 신경학적 증상이 뚜렷하지 않을 수 있습니다.

마지막으로 '하루 정도 지나 좋아지면 문제가 없다'는 판단도 주의가 필요합니다. 어지럼이 한 번 나타났다가 서서히 가라앉는 경우와 달리, 잠깐 나타났다가 사라지는 일이 짧은 기간 여러 차례 반복된다면 그 자체가 중요한 신호일 수 있습니다.

이처럼 어지럼은 한 가지 기준만으로 판단하기 어렵기 때문에, 느낌 자체보다는 지속 시간, 반복 양상, 동반 증상을 함께 살펴봐야 합니다.

4. 나이와 어지럼

어지럼을 해석할 때 나이는 중요한 배경 요소 중 하나입니다. 나이가 들수록 뇌와 혈관은 서서히 변화하고, 균형을 유지하는 능력도 점차 줄어듭니다. 이 때문에 같은 어지럼이라도 연령에 따라 그 원인은 달라질 수 있습니다.

젊은 사람에서는 일시적인 자율신경 변화나 비교적 양성 전정 질환으로 설명되는 어지럼이 많지만, 고령자에서는 뇌혈관 질환이나 중추 신경계 이상이 있을 가능성이 더 커집니다. 고령자의 경우 어지럼 자체보다 낙상으로 인한 2차 손상 위험이 함께 증가한다는 점도 중요합니다.

그래서 나이가 많을수록, 그리고 고혈압·당뇨·고지혈증·심장 질환·흡연 같은 혈관 위험 인자가 함께 있을수록 어지럼의 위험성 여부를 평가하는 기준은 더 낮아질 필요가 있습니다. 불필요하게 걱정하라는 뜻이 아니라, 같은 증상이라도 해석의 기준이 달라질 수 있다는 점을 이해하자는 것입니다.

요약해보면, 즉각적인 평가가 필요한 어지럼에는 몇 가지 공통된 특징이 있습니다.

❶ 특별한 계기 없이 갑자기 시작됨

❷ 쉬어도 뚜렷이 가라앉지 않고 지속됨

❸ 걷기나 자세 유지가 눈에 띄게 어려움

❹ 복시나 시야 이상이 함께 나타나거나 말이 어눌해짐

❺ 어지럼이 반복되거나 양상이 변함

❻ 고령이거나 뇌혈관 위험 인자가 있는 사람에게서 나타남

어지럼은 매우 흔한 증상이지만, 위험한 어지럼은 대개 조용하게 시작된다는 점을 기억해둘 필요가 있습니다. 이런 신호가 보일 때는 원인을 단정하기보다, 한 번 더 주의를 기울여 해석해야 합니다.

2장

가정과 직장에서의 초기 대처

이번 장에서는 가정이나 직장에서 어지럼이 생겼을 때 대처 방법이나 응급 처치에 대해 정리해드리겠습니다. 갑작스러운 어지럼증과 함께 구역질(메스꺼움), 구토 증상이 나타나면 무척 당황스럽고 몸을 가누기 힘듭니다. 더욱이 근무 중 어지럼이 발생하면 더욱 난처하고 대처하기 어려울 수 있습니다. 이럴 때는 낙상 등 추가적인 부상을 방지하고 증상을 완화하는 것이 최우선입니다. 먼저 우리에게 발생할 수 있는 2가지 어지럼의 예시를 보겠습니다.

사례 1: 회식 후 숙취가 아니라 뇌경색?

50대 가장 강영수(가명) 씨는 연말을 맞아 유례없이 바쁜 나날을 보내고 있었습니다. 밀려드는 거래처 회식에, 평소 하지 않던 야근까지 겹치며

실적 압박과 피로는 극에 달한 상태였습니다. 어느 추운 겨울밤, 영수 씨는 친구들과 삼겹살에 소주를 곁들이며 모처럼 스트레스를 풀었습니다. 분위기에 취해 치킨집에서 맥주로 2차를 하고, 노래방에서 고래고래 노래를 부르며 3차까지 이어갔습니다. 자정이 훌쩍 넘은 시각, 그는 몽롱한 정신으로 귀가해 쓰러지듯이 잠이 들었습니다.

다음 날 아침, 눈을 뜬 영수 씨는 머리가 깨질 듯한 통증과 함께 세상이 통째로 빙글빙글 도는 극심한 어지럼증을 느꼈습니다. 속이 뒤집히며 구역질이 터져 나왔습니다. '어제 너무 과했나 보네…' 심한 숙취 때문에 그렇다고 생각한 영수 씨는 간신히 회사에 늦겠다는 연락만 남긴 채 다시 자리에 누웠습니다. 하지만 시간이 지나도 어지럼증은 쉽게 가라앉지 않았습니다.

오후가 되어 물을 마시려고 몸을 일으킨 영수 씨는 이상한 점을 발견했습니다. 화장실로 걸어가는데 자꾸 오른쪽으로 치우쳐 걷는 느낌이 있었고, 오른쪽 아래가 전혀 보이지 않았습니다. 안경이 비뚤어졌나 싶어 닦아보기도 했지만, 안경 문제가 아니었습니다. 시선을 어디로 돌려도 오른쪽 하단부는 마치 검은 막으로 가려진 듯 캄캄했습니다. 남편의 안색이 심상치 않음을 직감한 아내는 서둘러 집 근처 개인 병원으로 그를 데려갔습니다. 과로하긴 했어도 평소 건강했는데 이렇게 어지러워하고 토하는 걸 보니 어딘가 문제가 생긴 것 같다는 아내의 설명에 원장님은 영수 씨의 귀, 눈동자와 시야를 세밀히 살폈습니다.

진료를 마친 원장님의 표정은 급격히 굳어졌습니다. "단순한 어지럼이 아닙니다. 시야 장애와 어지럼증 양상을 보니 뇌혈관 문제인 것 같습니다. 뇌경색 가능성이 높으니 빨리 대학병원 응급실로 가서 CT와 MRI를 찍어야 합니다." 원장님의 발 빠른 전원 권유 덕분에 영수 씨는 곧장 인근 대학병원 응급실로 이송되었습니다. 정밀 검사 결과, 진단명은 '급성 뇌경색'. 다행히 골든 타임을 완전히 놓치기 전이었고, 영수 씨는 즉시 혈관을 뚫는 응급 중재술을 받고 입원 치료에 들어갔습니다.

사례 2: 어느 날 갑자기 찾아온 어지러움

50대 초반의 전업주부 황지영(가명) 씨는 평소와 다름없는 평온한 아침을 맞이하고 있었습니다. 밤사이 깊은 잠을 자고 일어나 기지개를 켜며 오른쪽으로 몸을 돌려 눕는 순간, 상상도 못 했던 일이 벌어졌습니다. 갑자기 천장이 시계 방향으로 무섭게 빙글빙글 돌기 시작한 것입니다. 지영 씨는 순간적으로 큰 지진이 났나, 하는 생각에 침대 난간을 꽉 붙잡았습니다. 눈을 감아보았지만, 머릿속이 휘저어지는 듯한 느낌은 멈추지 않았고 심한 구토감이 밀려왔습니다. 1분도 채 안 되는 시간이었지만, 지영 씨에게는 영원처럼 느껴진 공포의 시간이었습니다.

겨우 진정이 되어 자리에서 일어나려 하자 다시 한번 세상이 출렁였습니다. 고개를 조금만 움직여도 뒤통수부터 눈앞까지 모든 것이 핑 도는 기분이 들었습니다. '혹시 뇌에 큰 병이 생긴 건 아닐까?' '이대로 쓰러져서 중풍이 오는 건 아닐까?' 불안감에 손발에 식은땀이 배어 나왔습니다. 병원으로 향하는 차 안에서도 지영 씨는 고개를 가만히 고정하고 있어야만 했습니다. 조금이라도 턱을 내리거나 창밖을 보려 하면 어김없이 세상이 뒤집혔기 때문입니다. 이비인후과에 도착해 검사대에 누운 지영 씨는 의사의 안내에 따라 고개를 특정 방향으로 꺾었습니다. 그 순간 다시 한번 눈동자가 떨리며 극심한 어지럼이 찾아왔고, 의사는 "귓속의 작은 돌인 이석이 제자리를 벗어나 반고리관으로 흘러 들어가서 생기는 증상"이라고 설명했습니다.

다행히 큰 수술이나 입원은 필요 없었습니다. 의사는 지영 씨의 머리를 특정 각도로 부드럽게 돌려주는 '이석 치환술'을 시행했습니다. 빠져나온 돌을 원래의 위치로 굴려 넣어주는 과정이었습니다. 신기하게도 시술이 끝나자마자 머리를 짓누르던 끔찍한 회전감은 눈에 띄게 줄어들었습니다. 집으로 돌아온 지영 씨는 가슴을 쓸어내렸습니다. 의사는 "특히 갱년기 여성에게 비타민 D가 부족하거나 면역력이 떨어지면 이석증이 올 수 있다"며 당분간은 고개를 갑자기 숙이거나 격하게 움직이지 말라고 당부했습니다. 지영 씨는 그날 이후로 아침에 일어날 때 천천히 일어나는 습관을 지키며, 건강 관리의 중요성을 다시금 깨달았습니다.

위의 두 사례가 주는 교훈이 무엇일까요? 첫 번째 사례를 보면 과음 후 나타나는 어지럼증과 구토는 숙취와 구분이 매우 어렵습니다. 하지만 시야 장애나 감각 이상, 보행 이상 등의 증상이 동반된다면 이는 결코 술 때문이 아니겠죠. 특히 이야기의 주인공 영수 씨처럼 시야의 일부가 보이지 않는 증상은 소뇌나 후두엽 부위의 뇌경색을 알리는 강력한 신호입니다. 그렇기 때문에 쉽게 가라앉지 않는 심한 어지럼이 생기면 가까운 이비인후과나 신경과를 방문하시고, 단순히 귀의 문제가 아니라고 판단된다면 치료의 골든 타임을 놓치지 않기 위해 즉시 종합병원의 응급실을 방문해서 CT 등을 촬영해볼 것을 강하게 권유드립니다. 뇌졸중에 관한 자세한 설명은 제4부 3장에 정리했습니다.

두 번째 사례는 우리나라에서 가장 흔한 어지럼증인 이석증의 예입니다. 제3부 3장에서 설명했듯이 이석증은 전정 기관의 난형낭과 구형낭에 위치한 작은 탄산칼슘 결정인 이석이 제자리를 벗어나서 세반고리관 내로 들어가 순간적으로 심한 어지럼을 일으키는 질환입니다. 어지럼이 계속 반복되고, 가만히 있으면 괜찮다가도 고개를 돌리거나, 숙이거나, 다시 누울 때 증상이 반복되다 보니 '혹시 뇌졸중이 아닐까?' 하는 마음에 큰 불안감이 생길 수 있죠. 하지만 뇌졸중과 달리 이석증은 이석 치환술을 통해 비교적 간단히 해결할 수 있습니다. 그렇기 때문에 갑작스런 어지럼을 겪을 때, 단순히 기다리고 방치하기보다는 적극적으로 가까운 이비인후과, 신경과를 방문해서 정확한 진료를 받아야 합니다.

1. 즉시 실천할 수 있는 초기 대처법

(1) 즉각적인 안전 조치

증상이 나타났을 시 즉시 아래의 조치를 취하는 것이 가장 중요합니다.

❶ 즉시 동작 멈추기: 어지러움이 느껴지는 순간, 그 자리에서 즉시 앉거나 눕습니다. 화장실로 이동하려다 넘어지면 골절이나 뇌진탕 등 2차

사고로 이어질 수 있습니다.

❷ 시선 고정: 눈을 감기보다는 천장의 한 점이나 고정된 물체를 가만히 응시하세요. 시각적인 정보를 고정하면 뇌가 평형 감각을 잡는 데 도움이 됩니다.

❸ 천천히 움직이기: 고개를 갑자기 돌리거나 숙이는 동작은 금물입니다. 움직여야 한다면 슬로 모션처럼 아주 천천히 움직이세요.

(2) 구토 발생 시 대처법

❶ 억지로 참지 않기: 구토감이 심할 때는 참기보다 몸이 시키는 대로 하는 것이 편안할 수 있습니다.

❷ 고개 옆으로 돌리기: 누운 상태에서 토할 것 같다면 고개를 옆으로 돌려 이물질이 기도로 들어가는 것을 막아야 합니다.

❸ 구토 후에는 수분 보충: 토한 직후에는 입안을 헹구고, 약 30분 정도 안정을 취한 뒤 물이나 이온 음료를 한두 모금씩 마셔 탈수를 예방하세요.

(3) 증상을 완화하는 방법

❶ 환경 조절: 밝은 빛이나 자극적인 소리, 냄새는 증상을 악화시킬 수 있습니다. 방을 어둡게 하고 조용한 환경을 만드세요.

❷ 미주신경 조절: 천천히 깊게 호흡하며 안정을 취해 미주신경을 통해 뇌의 구토 중추로 전달되는 자극을 줄일 수 있습니다.

❸ 온도 조절: 시원한 수건을 이마에 얹거나 창문을 열어 환기를 시키는 것이 메스꺼움을 줄이는 데 효과적입니다.

❹ 약물 복용: 어지럼이 자주 발생하는 경우 병원에서 벤조디아제핀(바리움정), 혹은 디멘히드리네이트(보나링에이정) 등의 약물을 처방받아서 집에 응급 상비약으로 보관하거나, 외출, 여행할 때 같이 챙겨 다니는 것이 좋습니다. 한두 알 복용으로도 증상이 쉽게 가라앉지 않고, 시간이 지나면 다시 어지러운 경우 약을 다시 먹기보다는 가까운 응급실로 가야 합니다.

(4) 응급실에 가야 할 때

다음의 증상 중 하나라도 보인다면 단순한 이석증이나 전정 신경염이 아닌 뇌혈관 문제(뇌졸중 등)일 가능성이 있으므로, 지체없이 119를 부르거나 응급실을 찾아야 합니다.

❶ 말이 어눌해지거나 상대방의 말을 이해하기 어려움
❷ 한쪽 팔이나 다리에 힘이 빠지거나 감각이 무뎌짐
❸ 심한 두통이나 뒷목의 뻣뻣함이 동반됨
❹ 물체가 2개로 보이거나 시야가 흐릿함
❺ 걸으려고 할 때 한쪽으로 계속 쓰러짐

어떤 종류의 어지럼이든 당장은 움직임을 최소화하고 편안한 자세로 휴식을 취하는 것이 좋습니다. 어지럼을 일으키는 원인을 분류하면, 예를 들어 특정 자세를 취할 때 1분 이내로 짧게 지속되는 어지럼이 반복된다면 이석증일 가능성이 크고, 심한 구토를 동반하면서 쉬지 않고 어지러운 경우는 전정 신경염일 가능성이 큽니다. 회전성 어지럼과 함께 한쪽 귀의 먹먹함이나 난청이 동반된다면 메니에르병을 의심해보아야 합니다. 이러한 어지럼의 경우는 귀의 문제일 가능성이 크기 때문에 안정을 취하고 증상이 다소 가라앉으면 다음날 이비인후과나 신경과를 방문해서 진료받으시기 바랍니다. 하지만 어지럼에 더해 앞서 언급한 신경학적 증상이 동반된다면 즉시 응급실을 방문해야 합니다.

2. 돌발성 난청의 진단과 대응

갑자기 소리가 들리지 않는 증상은 이비인후과에서 '응급 질환'으로 간주합니다. 특히 어지럼과 구역질이 동반되면서 청력이 떨어졌다면 즉각적인 치료를 받더라도 회복 가능성이 떨어지기 때문에 더더욱 신속한 대응이 필요합니다. 이 경우 바로 확인하고 실천해야 할 사항들을 정리해드리겠습니다.

(1) 돌발성 난청 체크리스트

단순히 귀가 먹먹한 것인지, 아니면 정말 청력이 떨어진 것인지 구분해야 합니다.

❶ 전화기 테스트: 양쪽 귀에 번갈아 전화기를 대보았을 때 소리 크기가 확연히 다른가?

❷ 손가락 비비기: 귀 바로 옆에서 손가락을 비벼보았을 때 한쪽만 소리가 안 들리거나 작게 들리는가?

❸ 동반 증상: '삐~'하는 이명과 동시에 귀가 꽉 찬 듯한 충만감, 혹은 어지럼이 함께 느껴지는가?

(2) 치료의 골든 타임

갑자기 소리가 안 들리는 돌발성 난청은 발생 후 치료 시작 시기에 따라 회복률이 극명하게 갈립니다. 발생 후 24시간 이내, 최대 일주일 이내에 치료하는 것이 중요합니다. 이 시기를 넘기면 청력을 영구적으로 잃을 확률이 매우 높아집니다. "내일이면 낫겠지"라고 기다리지 말고, 당장 응급실이나 이비인후과를 방문해야 합니다.

(3) 병원 가기 전 주의사항

❶ 이어폰 사용 금지: 귀에 자극을 주지 마세요.

❷ 큰 소음 피하기: 조용한 곳에서 안정을 취하세요.

❸ 코 풀지 않기: 코를 세게 풀면 귀 내부 압력이 변화하여 증상이 악화할 수 있습니다.

❹ 스트레스 최소화: 돌발성 난청은 과로와 스트레스가 주요 원인 중 하나입니다.

이상으로 일상생활 중 갑자기 발생할 수 있는 어지럼에 대한 가정과 직장에서의 대처와 응급 처치, 의심해야 할 질환들에 대

해서 정리해보았습니다. 평소 잘 숙지하시고 내 소중한 귀 건강
을 잘 지킬 수 있도록 노력할 것을 당부드립니다.

"응급 상황에서의 대처" 정리

➕ 어지럼은 매우 흔한 증상이지만, 위험한 어지럼은 대개 조용하게 시작된다는 점을 기억해둘 필요가 있습니다.

➕ 특별한 계기 없이 갑자기 어지럼이 시작되거나, 쉬어도 뚜렷이 가라앉지 않고 지속되는 경우, 걷기나 자세 유지가 눈에 띄게 어려운 경우, 복시나 시야 이상, 말이 어눌해지는 증상이 함께 나타나는 경우는 위험 신호이기에 주의를 기울여야 합니다.

➕ 특정 자세를 취할 때 1분 이내로 짧게 지속되는 어지럼이 반복된다면 이석증일 가능성이 크고, 심한 구토를 동반하면서 쉬지 않고 어지러운 경우는 전정 신경염일 가능성이 큽니다. 회전성 어지럼과 함께 한쪽 귀의 먹먹함이나 난청이 동반된다면 메니에르병일 가능성을 의심해보아야 합니다. 이러한 어지럼의 경우는 귀의 문제일 가능성이 크기 때문에 안정을 취하고 증상이 가라앉으면 다음날 이비인후과나 신경과를 방문해서 진료받으시기 바랍니다.

➕ 어지럼에 신경학적 증상이 동반된다면 즉시 응급실을 방문해야 합니다. 또한 갑자기 소리가 안 들리는 돌발성 난청은 발생 후 24시간 이내, 최대 일주일 이내에 치료하지 않으면 청력을 잃을 수 있습니다.

다시 찾은 균형, 순탄한 삶의 항해를 시작하며

책이 처음 발간된 2021년에 지천명이었던 저자들이 어느새 이순 耳順(60세)을 바라보는 나이가 되었습니다. 논어에서는 이순을 세상의 어떤 말을 들어도 그 이치를 깨닫고 너그럽게 받아들이는 경지라고 하였습니다. 하지만 우리 몸의 균형을 담당하는 귀에 문제가 생기면, 세상은 순해지기는커녕 어지럽고 혼란스럽게 변하곤 합니다.

인생이라는 긴 여정을 지나오며 우리는 수많은 풍파를 겪습니다. 현대 물리학의 거장 알베르트 아인슈타인은 이렇게 말했습니다.

"인생은 자전거를 타는 것과 같다. 균형을 잡으려면 계속 움직여야 한다."

어지럼증을 겪는 분들에게 이 말은 더욱 특별하게 다가올 것입니다. 몸의 중심이 흔들릴 때 우리는 본능적으로 멈춰 서려 하지만, 역설적으로 우리 몸의 평형 시스템은 다시 움직이고 적응하는 과정을 통해 회복의 길을 찾기 때문입니다. 전정 재활 운동을 통해 뇌를 깨우고, 식습관을 바로잡으며, 내 몸의 변화에 능동적으로 대처하는 그 모든 '움직임'이 바로 균형을 되찾아주는 열쇠입니다.

이제 인생의 이치를 너그럽게 받아들인다는 이순의 나이에 접어든, 혹은 아직 한참 남았지만 언젠가는 그 시간을 맞이할 여러분께 당부드리고 싶습니다. 이순은 단순히 남의 말을 잘 듣는 것만을 의미하지 않습니다. 그것은 내 몸이 보내는 아주 작은 불균형의 신호, 즉 '어지러움'이라는 외침에 귀를 기울이고耳, 그 신호를 편견 없이 받아들여 몸과 마음이 다시 순탄해지는順 과정이기도 합니다.

귀 내부의 작은 돌멩이 하나가 만드는 소란부터 뇌가 보내는 묵직한 경고까지, 어지럼증의 원인을 이해하는 것은 나를 알아가는 과정과도 같습니다. 이 책을 통해 독자 여러분이 막연한 불안감을 떨쳐내고 내 몸을 통제할 수 있다는 자신감을 얻으셨기를 바라고, 이 책을 통해 얻은 지식이 여러분의 흔들리는 일상에 든든한 지지대가 되었기를 바랍니다.

자전거 위에서 잠시 중심을 잃었다고 해서 인생의 여정이 끝나는 것은 아닙니다. 오히려 이번 경험은 남은 생을 더 건강하고 단단하게 지탱해 줄 귀중한 지혜가 될 것입니다. 흔들림을 두려워하지 마십시오. 여러분은 이미 다시 평온한 일상으로 나아갈 충분한 준비가 되었습니다.

다시 한번 이 책이 나오기까지 많은 도움을 주신 김영사 심성미, 임여진 편집자님과 편집부원님들, 무엇보다 소중한 가족들께 고마움을 전합니다.

여러분의 건강하고 활기찬, 균형 잡힌 일상을 진심으로 응원합니다.

부록

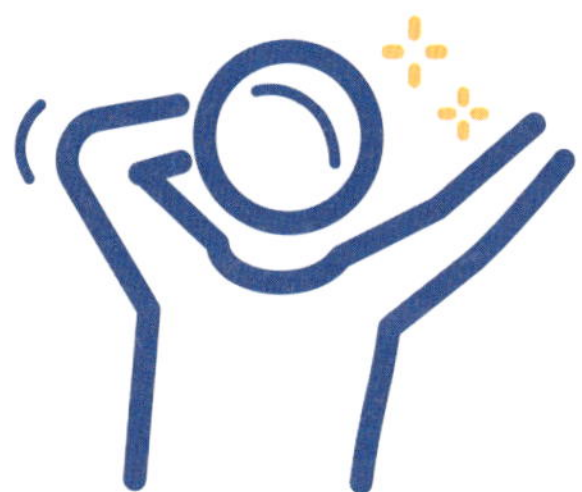

부록에서는 어지럼 진단에 도움이 되는 정보를 의사에게 이야기하는 방법과 어지럼 환자가 흔히 하는 질문에 대한 답변, 증상별 길라잡이를 알려드립니다.

어지럼 환자가 흔히 하는 질문에 대한 답변

어지럼을 처음 느끼면 진료를 받기 위해 병원의 어느 과를 방문해야 할지부터 고민하는 경우가 많습니다. 또 막상 병원에 방문해서 진단을 받고 필요한 검사에 대한 설명을 듣고 나면, 진짜 그 병을 앓는 것은 맞는지, 맞다면 앞으로 어떻게 해야 하는지 등 궁금한 내용이 많아집니다. 그래서 그간 진료 시간이 짧아 환자분들에게 충분히 설명하지 못했던 내용을 정리했습니다. 다음의 질문과 답변을 보고 올바른 정보를 얻어 어지럼 치료와 예방이 더 수월해지기를 바랍니다.

Q1. 항상 어지러워서 병원 여러 곳을 다니며 각종 검사를 받아봐도 무슨 병인지 도무지 알 수 없다고 합니다. 어떻게 하면 좋을까요?

진료하다 보면 여러 병원에서 오랫동안 약을 처방받아 복용해도 어지럼이 호전되지 않아 답답함을 토로하는 분들이 많습니다. 전정 기능 검사를 해도 명확한 진단명을 찾기 어렵고, 다른 검사를 해봐도 정상 수치에서 그다지 벗어나 있지 않습니다. 우선 중추신경계의 문제는 아닌지 뇌 MRI를 통해 확인하고, 결과가 정상인 경우 지속적 체위-지각 어지럼증일 가능성이 있기에 항우울제 등의 약물치료와 더불어 인지-행동 치료 및 전정 재활 치료를 진행합니다. 지속적 체위-지각 어지럼증에 대해서는 제5부 3장에 자세히 설명했습니다.

Q2. 머리는 아프지 않은데 왜 편두통인가요?

편두통은 주로 머리 한쪽에서 나타나는 두통으로 환자에 따라 통증의 정도가 다양합니다. 일부 편두통은 통증은 심하지 않고 시력이 떨어지거나, 귀가 먹먹하거나, 어지럼이 느껴지는 신경학적 증상만 나타납니다. 편두통성 어지럼증은 평형 기관의 이상으로 인한 어지럼이 주 증상입니다. 편두통성 어지럼증에 관해서는 제4부 2장에 자세히 설명했습니다.

Q3. 메니에르병을 앓고 있는데, 아이들에게 유전되나요?

유전될 수도 있고, 유전되지 않을 수도 있습니다. 전정 도수관 확장증Enlarged Vestibular Aqueduct Syndrome이나 가족력이 있는 메니에르병에 유전적 연관성이 있다는 연구 결과가 나오기도 했습니다. 그러나 평형 기관 이상에 의한 어지럼의 정확한 원인과 유전적 이상에 대한 연구는 여전히 진행 중이고 유전성 메니에르병은 전체 메니에르병 환자의 8~9%에 그칠 정도로 드물게 나타납니다.

병이 유전될까 봐 걱정하기보다는 우선 메니에르병을 치료하는 데 신경을 써야 합니다. 자녀에게도 건강하게 생활하는 습관을 길러주는 것이 중요합니다. 메니에르병을 치료하고 예방하는 식생활은 제3부 2장에서 설명드렸습니다.

Q4. 돌발성 난청이 오른쪽 귀에 생긴 뒤로 어지럽습니다.

일반적으로 어지럼을 동반한 돌발성 난청은 회복률이 낮은데, 단순히 달팽이관의 이상으로 소리가 들리지 않는 것뿐만 아니라, 옆에 붙어 있는 평형 기관에도 이상이 생겨 어지럼이 나타날 정도로 상태가 심각하기 때문입니다. 돌발성 난청이 동반하는 어지럼은 전정 신경염의 어지럼 증상과 유사합니다.

어지럼은 청력 회복 정도와 무관하게 시간이 지나면 사라지지만, 청력이 완전히 회복되지 않았다면 평형 담당 기능도 완전히 회복되지 않은 것입니다. 평소에는 전정 보상으로 몸의 균형을 잘 맞출 수 있지만, 과로하거나 스트레스를 받을 때마다 어지럼을 느낄 수 있습니다. 그러므로 어지럼을 동반한 돌발성 난청 환자는 전신 스테로이드 치료 혹은 고실 내 스테로이드 주입술 등 적극적인 치료를 받아야 합니다.

치료 후에도 평형 담당 기능 유지를 돕는 재활 운동을 열심히 해야 합니다. 일상생활에서 평형 기능을 높여주는 운동에 관한 내용은 제7부 2장에

Q5. 어린 자녀가 반복적인 어지럼으로 힘들어합니다.

소아 어지럼증은 성인보다는 드물지만 상당수(6~8%)가 겪는 증상입니다. 국내 11개 대학병원 이비인후과 내원 환자를 대상으로 분석했더니 미취학 아동에서 가장 흔한 어지럼증은 소아 양성 돌발성 어지럼이며, 학령기와 청소년기를 거치며 편두통성 어지럼증이 증가했습니다.

이 중 소아 양성 돌발성 어지럼증 Benign Paroxysmal Vertigo of Childhood은 몇 초에서 1분 정도 어지럼을 느끼다가 금방 어지럼이 사라지는 증상이 반복되는 질환입니다. 소아 양성 돌발성 어지럼증으로 진단할 때는 아이가 성장하면서 증상이 완화될 수 있다고 보호자를 안심시키고, 필요하다면 두통약이나 진정제 등을 처방합니다.

보통 3~4세부터 발병할 수 있는데, 이 시기 아이들은 구체적인 증상을 말로 표현하기 어려워하기 때문에 행동을 관찰해 증상을 파악해야 합니다. 주로 중심을 잃을까 봐 불안해하거나 바닥에 주저앉으며, 눈이 심하게 동요하거나 얼굴이 창백해지고, 식은땀을 흘리거나 구토를 하기도 합니다.

소아 양성 돌발성 어지럼증의 정확한 원인은 아직 밝혀지지 않았습니다. 대부분 편두통 가족력이 있고 상당수가 성장해서 편두통을 호소하므로 양성 돌발성 어지럼증을 편두통성 어지럼증의 초기 증상으로 보기도 합니다.

이런 증상이 있는 아이들은 자꾸 양호실에 가서 누우려고 합니다. 특히 차멀미를 자주 하고 놀이동산에서 놀이 기구 타는 것을 꺼리는 경향이 있습니다. 아이가 성장함에 따라 대부분 저절로 완화되므로 크게 걱정하지 않아도 되지만, 뇌종양과 같이 다른 병으로 생긴 증상일 수 있으니 어지럼 전문 이비인후과에 방문해 진단받는 것이 좋습니다.

Q6. 감기에 걸려 코를 세게 풀고 나서부터 갑자기 귀가 들리지 않고 어지럽습니다.

코를 세게 풀거나, 숨을 참은 상태에서 배에 힘을 주면 일시적으로 달팽이관과 평형 기관의 압력이 증가합니다. 보통은 잠시 먹먹하다가 곧 회복되는데, 간혹 달팽이관과 평형 기관을 둘러싸는 뼈에 실금이 가서 내부에 들어 있던 림프액이 새어 나와 먹먹함이 한동안 지속되기도 합니다. 평형 기관 뼈에 금이 간 것을 외림프 누공 Perilymphatic Fistula이라고 하며, 이는 이비인후과 응급 질환 중 하나입니다.

만약 앞서 예로 든 행동 외에도 스트레스가 심해 머리에 힘이 세게 들어갔을 때 갑자기 귀가 먹먹하고 어지럼이 느껴진다면, 즉시 입원 및 수술 치료가 가능한 종합 병원 이비인후과를 방문해야 합니다. 절대 안정을 취하면 대부분 실금이 저절로 아물어서 증상이 호전되지만, 증상이 악화되어 청력이 떨어지고 어지럼이 심해진다면 금이 간 부위를 메우는 수술을 받아야 합니다.

Q7. 어지럼증이 있을 때 동네 병원에 가야 하나요, 아니면 대학병원에 가야 하나요?

대부분의 어지럼증은 이비인후과적 검사(비디오 안진 검사 등)로 동네 의원에서도 충분히 진단 가능합니다. 하지만 의식이 흐려지거나, 마비나 복시가 동반되거나, 몇 달간 원인을 찾지 못한 만성 어지럼증의 경우에는 대학

병원의 정밀 검사(CT, MRI 등)가 필요합니다. 신경학적 이상이 없는 경우에는 우선 가까운 이비인후과나 신경과를 방문하여 '귀의 문제'인지 '뇌의 문제'인지 1차 감별을 받는 것이 가장 빠르고 경제적입니다.

Q8. 갱년기 증상으로 어지럼증이 나타날 수도 있나요?

여성 호르몬인 에스트로겐은 혈관의 탄력과 뇌 신경전달물질 조절에 깊이 관여합니다. 갱년기에는 호르몬 불균형으로 인해 자율신경계가 불안정해지고, 이로 인해 두통, 어지럼증, 심계항진 등이 동반될 수 있습니다. 또한 이 시기에 전정 편두통이 처음 발생하거나 악화하는 경우가 아주 많습니다. 따라서 호르몬 불균형이 확인된다면 산부인과적 호르몬 치료와 전정 재활 치료를 적절히 병행하면 어지럼이 호전될 수 있습니다.

Q9. 목이 뻣뻣하고 아플 때 어지럼증이 같이 오는데, 거북목 때문일까요?

목 근육과 관절에는 몸의 위치를 뇌에 알리는 수용체가 풍부합니다. 만약 거북목 등으로 근육이 굳으면 뇌로 잘못된 위치 정보를 보내게 되고, 이것이 귀에서 보내는 정보와 충돌하여 어지럼을 유발합니다. 이를 경성 어지럼증 Cervicogenic Dizziness이라고 하며 치료법으로는 목 통증을 유발하는 나쁜 자세를 교정하고, 목 근육 이완 치료 및 스트레칭을 통해 수용체의 기능을 정상화하는 것이 있습니다.

Q10. 혼자서도 이석 정복술을 시행할 수 있나요?

유튜브 등을 통해 이석 정복술에 대한 영상을 손쉽게 찾아볼 수 있지만, 무작정 이러한 물리 치료 방법을 따라 하는 것은 바람직하지 않습니다. 이석 정복술은 어느 쪽 귀의 어느 반고리관에 이석이 있는지에 따라 치료 방법이 달라집니다. 따라서 이석 정복술을 시행하면서 안진이 치우친 방향을 검사자가 확인해야 하므로 혼자서 치료를 시행하면 오히려 증상을 악화할 수 있습니다.

그렇지만 이석증 치료 후에도 남아 있는 어지럼에 적응하도록 돕는 이석 습관화 운동은 혼자서도 꾸준히 할 수 있습니다.

Q11. 이석증이 자꾸 재발합니다. 이석증 예방에 좋은 치료 방법이나 음식이 있을까요?

이석증은 재발 가능성이 높은 질환입니다. 재발할 때마다 바로 이비인후과에 가서 이석 정복술을 받는 것이 가장 효과적입니다. 다만 이석증 후유증으로 가벼운 팽대부정 증후군, 또는 지속적 체위-지각 어지럼증을 앓기도 해서 실제 검사를 하면 평형 기관에 특별한 이상이 없는 환자도 많습니다. 이 경우 골다공증을 예방하기 위해서 평소 계단 오르기, 적절한 햇볕 쬐기, 그리고 칼슘이 많이 포함된 음식, 뼈째 먹는 생선, 해조류, 견과류 등을 먹는 것이 이석증 예방에 도움이 될 수 있습니다. 어지럼을 완화하는 식습관에 대해서는 제7부 3장에 기술했습니다.

Q12. 이석증 치료를 받았는데도 여전히 어지러워요.

초기에 주로 생기는 심한 어지럼이 사라져도 1~2주간 순간적으로 아찔하거나 몸이 붕 뜬 느낌이 있어 불편해하는 경우가 많습니다. 이는 이석증 때문에 자극받았던 전정 신경의 흥분이 가라앉지 않아 나타나는 어지럼입니다. 어느 정도 시간이 지나면 저절로 사라지는 증상이므로 일상생활을 유지하면서 지켜보면 됩니다. 하지만 이석증의 주요 증상인 회전성 어지럼이 다시 생겼다면 병원에 방문해 재발 유무를 검사해야 합니다.

Q13. 이석증 치료를 받고 심한 어지럼은 없어졌는데, 세수하려고 고개를 숙이거나 위를 쳐다볼 때마다 자꾸 어지럽습니다.

이석 치환술을 통해 물리적으로 이석을 제자리에 돌려놓았음에도 불구하고 고개를 숙이거나 위를 볼 때 여전히 어지러운 이유는 여러 가지 요인이 복합적으로 작용하기 때문입니다.

먼저, 물리적인 요인으로 이석이 완벽하게 제거되지 않았을 가능성이 있습니다. 이석 치환술을 받았더라도 미세한 이석 부스러기들이 반고리관 내에 남아 있거나, 치료 과정에서 이석이 다른 반고리관으로 이동하게 되면 특정 자세를 취할 때마다 전정 신경을 자극하여 어지럼을 유발할 수 있습니다. 특히 세수를 하려고 고개를 숙이거나 높은 곳을 쳐다보는 동작은 이석의 영향을 직접적으로 받는 자세입니다.

둘째, 신경계의 예민도와 적응 과정 때문입니다. 심한 이석증을 겪고 나면 우리 몸의 평형 기관인 전정 기관이 일시적으로 매우 예민해진 상태가 됩니다. 이석이 제자리로 돌아갔더라도 뇌가 바뀐 평형 신호에 완전히 적응하여 보상 작용을 마치기 전까지는 멍한 느낌이나 일시적인 어지럼이 며칠간 지속될 수 있습니다.

셋째, 심리적 요인과 기능적 어지럼의 영향입니다. 이석증의 강렬한 어지럼을 경험한 환자들은 "다시 어지러우면 어떡하지?"라는 불안감을 느끼게 되는데, 이러한 긴장 상태가 뇌의 평형 감각 처리에 영향을 주어 실제 이석이 없는데도 어지럼을 느끼는 지속적 체위-지각 어지럼증으로 이어지기도 합니다.

따라서 이석증이 사라진 후에도 남아 있는 잔존 어지럼을 해결하기 위해서는 약물에만 의존하기보다, 뇌의 적응을 돕는 전정 재활 운동을 병행하며 평형 감각을 서둘러 회복시키는 것이 중요합니다.

Q14. 이석 치환술 후에 어지럼증은 나았는데, 머리가 무겁고 멍한 느낌이 남는 이유는 무엇인가요?

이를 '잔류 어지럼증'이라고 하며, 하드웨어(이석)는 고쳐졌지만 소프트웨어(뇌)가 아직 적응하지 못한 상태입니다. 이석이 빠져서 반고리관에 돌아다니는 동안 뇌는 비정상적인 신호를 정상으로 착각하고 적응해버립니다. 이석 치환술을 통해 이석을 제자리에 돌려놓으면 뇌는 다시 바뀐 신호에 적응할 시간이 필요하며, 이 과정에서 멍한 느낌이나 가벼운 어지럼증이 수일에서 수 주간 지속될 수 있습니다. 빠른 회복을 위해서는 가만히 누워있기보다는 가벼운 일상 활동을 통해 뇌가 평형 감각을 재학습하도록 유도해야 합니다.

Q15. 어지럼 치료를 위해 병원에서 받은 약을 먹으면 졸립니다. 계속 복용해도 괜찮을까요?

급성 어지럼 발작을 진정시키는 약들은 모두 어느 정도 졸음을 유발하는 부작용이 있습니다. 평형 기관을 진정시키는 벤조디아제핀(바리움정)과 디멘히드리네이트(보나링에이정) 등이 어지럼 치료에 흔히 사용됩니다. 이런 약들은 전정 신경계를 직접 억제하여 어지럼을 완화하는 역할을 합니다. 중추 전정 신경계를 안정화하다 보니 각성 능력까지 진정되어 졸음이 오고 심하면 깜박 잠들 수도 있습니다.

구역, 메스꺼움을 방지하는 항구토제 약물 역시 다량 복용하면 지연성 운동 장애(맥소롱), 졸림(보나링에이정) 등의 부작용이 발생할 수 있습니다. 이런 종류의 약을 복용해야 할 정도로 심한 어지럼이 있는 분은 약을 먹고 일정 시간 쉬거나 잠깐 잠을 자는 것이 좋고, 운전같이 위험한 사고로 이어질 수 있는 행위는 삼가야 합니다. 어지럼을 일으키거나 어지럼증 치료에 사용되는 약물에 관해서는 제6부에 자세히 설명했습니다.

Q16. 어지럼 완화 운동을 하기보다는 약을 더 처방받고 싶어요.

어지럼 초기에 사용하는 보나링에이정, 씨베리움캡슐, 디아제팜 등은 심한 어지럼을 견디고 일상생활을 할 수 있도록 돕는 약입니다. 이러한 대증적 치료 목적의 어지럼 약을 장기간 복용하면 오히려 제대로 치료되지 않아서 경증 어지럼이 장기간 지속될 수 있습니다.

따라서 이러한 급성기 약물은 최소한으로 사용하면서 약간 빠르게 걷는 산책 같은 가벼운 운동이 어지럼 지속 기간을 줄이는 데 효과적입니다. 은행잎 성분의 혈액 순환제나 비타민류는 장기간 복용해도 몸에 무리가 가지 않습니다.

Q17. 편두통성 어지럼증이 자주 생기는데 약을 계속 먹어야 하나요?

일주일에 서너 차례 편두통을 동반한 어지럼이 생긴다면, 편두통 예방에 도움이 되는 식생활을 유지하고 적절한 예방약을 복용하면서 편두통의 발생 빈도를 줄여야 합니다. 어지럼이 느껴지더라도 당황하지 말고 마음을 편하게 갖도록 노력하십시오.

편두통성 어지럼증 발작이 드물게 발생한다면, 건강한 식생활을 유지하면서 편두통을 유발하는 스트레스를 피하도록 주의하면 됩니다. 증상이 나타날 때만 진통제나 편두통 치료 약을 복용하십시오. 만약 적절한 약을 복용했는데도 불구하고 두통과 어지럼이 자주 발생한다면 반드시 신경과나 이비인후과 의사에게 진료받아야 합니다.

Q18. 편두통성 어지럼증이 자주 재발하는데, 다른 문제가 생긴 것은 아닐까요? 혹시 MRI를 찍어야 하나요?

편두통이 자주 재발하고 어지럼도 반복된다면 다른 질환이 있는지 추가 검사가 필요합니다. 신경학적 이상이 의심되거나, 어지럼 검사 및 치료 후에도 어지럼이 지속되면, 중추신경계 질환인지 확인하기 위해 뇌 혹은 측두골 MRI를 촬영할 수 있습니다. 간혹 일부 환자는 뇌혈관 MRI 촬영을 진행하며, 그 밖에 녹내장 동반 여부를 확인하기 위해 안과적 검사나 기타 신경학적 검사를 받기도 합니다.

Q19. 전정 신경염을 앓다가 치료받고 나아졌는데, 다시 어지러우면 어떻게 하죠?

전정 신경염은 바이러스 감염으로 인해 한쪽 귀의 전정 신경이 망가지면서 발생하는 심한 어지럼증입니다. 주로 별다른 후유증 없이 완치되는데, 드물게 한쪽 귀의 전정이 완전히 망가져서 회복되지 않기도 합니다. 그렇지만 한쪽 전정 기능을 전부 잃어도 전정 보상 덕에 왼쪽 귀의 전정 기능만으로 균형을 잡을 수 있습니다. 하지만 전정의 한쪽 기능을 전부 잃은 것이기 때문에 어지럼 없이 잘 지내다가도 어느 순간 어지럼이 재발할 수 있으므로 평소에 재발을 예방하는 것이 중요합니다.

첫째, 꾸준한 운동으로 몸의 균형을 잘 유지하기 위한 노력을 해야 합니다. 이가 없으면 잇몸으로 먹는다고 하듯이, 한쪽 전정의 기능을 전부 잃었더라도 나머지 기관이 활발하게 기능하여 도와준다면 평소와 다름없이 균형을 유지하며 지낼 수 있습니다. 약간 빠른 속도로 걸으며 좌우를 두리번거리면서 쳐다보는 운동이 균형 유지에 좋습니다. 처음에는 다소 힘들더라도 자꾸 반복하면 별 무리 없이 잘 걸을 수 있습니다.

둘째, 한쪽 전정 기능을 전부 잃었다면, 몸이 피곤하거나 스트레스를 받을 때 어지럼이 발생할 수 있습니다. 망가진 전정의 역할을 대신하던 다른 기 관들이 피로를 느껴 전정 기능을 돕지 못하면서 어지럼이 나타나는 것입니다. 그래서 평소에 너무 무리하지 말고 적당한 휴식을 취해야 합니다. 어지러울 듯싶으면 미리 약을 복용하고 쉬는 것도 효과적인 방법입니다.

Q20. 어지럼증이 심할 때 응급실에 꼭 가야 하는 위험 신호는 무엇인가요?

뇌경색, 뇌출혈과 같은 중추성 어지럼은 치료의 골든 타임이 매우 중요합니다. 어지럼과 더불어 말이 어눌해지거나(구음장애), 물체가 2개로 보이거나(복시), 한쪽 팔다리에 힘이 빠지거나(위약감), 똑바로 서 있지 못하고 한쪽으로 쓰러지거나, 평생 처음 겪는 극심한 두통이 동반될 때는 뇌혈관 문제가 의심되니 지체하지 말고 119에 전화하거나 큰 병원 응급실로 가야 합니다.

4. 생활 속 멀미와 감각 문제

Q21. 미리 멀미약을 먹었는데도 뱃멀미가 너무 심합니다. 문제가 있는 것일까요?

멀미는 우리의 감각 기관들에 들어오는 정보의 불균형 때문에 발생합니다. 평형 기관에서 들어오는 "머리와 몸이 흔들린다"는 정보와 눈에서 들어오는 "별로 움직임이 없다"는 정보가 머릿속에서 서로 충돌해서 어지럼이 나타나는 것입니다. 구체적인 멀미의 발생 기전과 예방법은 제5부 2장에 자세히 설명했습니다.

Q22. 눈이 침침해서 안경을 새로 맞췄는데, 너무 어지러워요.

도수가 높은 안경을 써야 하는 분들은 안경을 새로 맞추거나, 안경테를 조율해 렌즈의 위치가 바뀌면 한동안 어지럼을 느낍니다. 그렇지만 어느 정도 시간이 지나면 어지럼이 사라지고 익숙해지는데, 만약 2~3일이 지났는데도 여전히 어지러우면 안경이 눈에 맞지 않는 것이므로 다시 점검 해야 합니다.

안경을 바꾸거나 렌즈의 위치가 바뀔 때 어지러운 것은 전정안구반사 때문입니다. 근시가 심해서 안경을 쓰면, 눈에 보이는 사물이 원래보다 작아 보여서 고개를 평소보다 조금만 움직여도 잘 보입니다. 그래서 전정안구반사 정도에 변화가 생겨 눈의 초점이 맞지 않아 어지러울 수 있는 것입니다. 사람마다 어느 정도 시차가 있겠지만 중추신경계는 변화에 적응해서 안경을 쓰고도 불편하지 않게 만들어줍니다. 물론 근시가 심한 분들은 적응이 된 이후에도 안경을 쓰고 벗을 때마다 조금씩 어지러울 수 있습니다.

Q23. 보청기 착용을 권유받았습니다. 보청기가 어지럼 완화에도 좋다고 하는데, 사실인가요?

만성 어지럼이 있는 환자가 보청기를 착용할 때 자신감이 높아지고 어지럼이 줄어들었다는 연구 결과가 있습니다. 앞서 소개한 3가지 감각 외에도 양쪽 달팽이관에 들어오는 다양한 소리가 몸의 균형을 잡는 데 도움이 될 수 있다는 결과인데, 예를 들면 돌고래나 박쥐가 방향이나 거리를 파악하기 위해 초음파를 활용하는 것과 비슷한 원리입니다.

그러나 엄밀히 말해서 보청기는 어지럼 치료제가 될 수 없습니다. 다만 보청기를 착용함으로써 자신감이 높아져 외부 활동에 활발히 참여한다면 자연스럽게 균형 감각을 더 잘 유지할 수 있을 것입니다.

Q24. 스마트폰이나 컴퓨터 모니터를 오래 보면 어지러운데, 이것도 병인가요?

이를 '디지털 멀미Cyber Sickness'라고 합니다. 눈은 화면 속의 빠른 움직임을 보고 이동 중이라고 인식하지만, 몸은 가만히 앉아 있어 전정 기관이 정지 신호를 보낼 때 발생하는 감각 불일치 현상입니다. 특히 편두통 환자나 시각 의존도가 높은 사람에게 흔하며, 뇌가 과도한 시각 정보를 처리하느라 과부하가 걸려서 발생하는 어지럼입니다. 증상을 완화하기 위해서는 화면 밝기를 낮추고, 중간중간 휴식하는 것이 좋습니다. 예를 들어 50분 작업 후 10분 동안 먼 곳을 바라보며 눈을 안정시킵니다.

Q25. 커피를 마시면 어지럼증이 더 심해지는 것 같은데, 연관이 있나요?

커피의 카페인은 중추신경을 흥분시키고 특히 뇌혈관을 수축시킵니다. 카페인은 전정 기관으로 가는 혈류에 변화를 주어 이명이나 어지럼을 유발할 수 있으며, 전정 편두통 환자의 어지럼을 일으킵니다. 또한 이뇨 작용으로 인해 체내 수분을 빼앗아 메니에르병 환자의 증상을 악화시킬 수 있습니다. 그렇기 때문에 메니에르병, 또는 전정 편두통 환자는 어지럼이 반복되는 시기에는 디카페인 음료로 대체하거나 커피 섭취를 중단할 것을 권장드립니다.

Q26. 날씨가 흐리거나 비가 오기 전후로 어지럼증이 심해지는 이유가 무엇인가요?

내이는 외부 기압 변화에 매우 민감해서 기압이 낮아지면 귓속 내림프액의 압력이 상대적으로 높아지면서 전정 기관이 팽창하거나 예민해질 수 있습니다. 이는 특히 림프액 조절에 문제가 있는 메니에르병 환자들에서 흔히 나타나는 현상입니다. 따라서 기상 변화가 심할 때는 무리한 활동을 피하고 충분한 휴식을 취하며, 저염식을 통해 체내 수분 압력을 조절하는 것이 도움이 됩니다.

Q27. 연로한 부모님께 언제쯤 지팡이를 권해드리면 좋을까요?

외래 진료 시 연로하신 분들에게는 힘이 들더라도 조금이나마 더 움직일 것을 강조하며 하체 근육 강화를 위해 여러 가지 운동을 하도록 권유합니다. 구체적인 방법은 제7부 1장에 자세히 설명했습니다.

두 다리로 균형을 잡는 데는 다리의 근력만 필요한 것이 아닙니다. 눈으로 상황을 판단하는 시감각부터 두 발을 땅에 내디디면서 바닥의 상황을 파악하는 체성 감각, 평형 기관에 의해 상황을 감지하는 평형 감각까지, 이 3가지 감각을 총동원해서 두 다리로 서 있으면서도 균형을 잘 유지하도록 합니다.

특히 체성 감각의 경우에는 아무런 움직임이 없으면 순간적으로 감각을 느끼지 못할 수 있기 때문에, 서 있는 동안 아주 약간씩 몸을 움직이거나 오른쪽 다리와 왼쪽 다리에 번갈아 몸무게를 실어 체성 감각을 깨워주어야 합니다. 지팡이는 이 체성 감각을 돕는 도구입니다. 나이가 들면서 시력이 떨어지고, 평형 기관도 노화하기 때문에 체성 감각을 강화해서 균형을 잡아야 합니다.

지팡이는 손잡이가 사용하기 편해야 하며, 무게가 가벼워야 합니다. 지팡이가 바닥에 닿는 면적이 넓을수록 체성 감각 강화에 도움이 되므로 거동이 많이 불편한 경우에는 발이 4개 달린 지팡이를 권유하기도 합니다.

Q28. 어지럼이 없어지면 운동을 시작하려고 합니다. 좋은 운동 방법을 알려주세요.

어지럼이 완전히 사라지는 데는 시간이 걸리지만, 일단 심한 회전성 어지럼이 없어졌다면 운동을 시작하는 것이 좋습니다. 어지럼의 원인에 따라 도움이 되는 운동의 종류는 다르므로 이를 구분해서 해야 합니다. 만성적으로 반복되는 어지럼 환자는 전정 재활 운동을 꾸준히 해야 합니다. 일과성 어지럼(일시적으로 나타났다 사라지는 어지럼) 환자의 경우, 전정 재활 운동을 계속할 필요는 없습니다. 피트니스 센터 등에서 근력 운동을 하는 경우가 많은데, 단순한 근력 운동만으로는 균형 감각 자체를 회복하는데 한계가 있습니다. 다만 스쿼트 등 하체 근력 단련 운동은 기립성 저혈압에서 나타나는 어지럼 완화와 순간적인 균형 잡기에 도움이 될 수 있습니다. 균형 감각 강화를 돕는 가벼운 운동으로는 배드민턴이 있으며, 운동장에서 가볍게 달리는 운동도 균형 감각을 유지하는 데 효과적입니다. 일상에서 할 수 있는 운동에 대해서는 제7부 2장에 자세히 설명했습니다.

Q29. 잠을 못 자거나 스트레스를 받으면 어지럼증이 도지는데 어떻게 관리하나요?

뇌의 평형 조절 센터는 감정 및 수면을 조절하는 뇌 부위와 밀접하게 연결되어 있습니다. 그렇기 때문에 수면 부족은 뇌의 세로토닌 등 신경전달물질의 불균형을 초래해 통증 역치와 어지럼 역치를 낮춥니다. 평소엔 견딜 수 있었던 미세한 흔들림도 스트레스 상황에서는 극심한 어지럼증으로 느껴지게 됩니다. 따라서 규칙적인 수면 시간을 확보하고, 스트레스에 대한 뇌의 과민성을 낮추는 이완 요법(명상, 심호흡)이 필수적입니다.

Q30. 어지러울까 봐 외출하는 게 무섭고 사람 많은 곳에 가면 불안해요. 어떻게 극복하나요?

'지속성 체위-지각 어지럼증'은 빙글빙글 도는 어지럼은 아닌데 서 있으면 자꾸 넘어질 것 같은 느낌이 들고, 어지럼 때문에 쓰러질까 봐 불안해서 더 어지러운 것 같은 증상을 호소하는 어지럼증입니다. 이석증, 전정 신경염, 메니에르병 같은 실제 전정 기관의 이상으로 인한 어지럼을 겪은 뒤 그 후유증으로 뇌가 과도하게 방어 체계를 가동하여 복잡한 무늬, 움직이는 인파 등 시각 자극이 많은 곳에서 뇌가 위험 신호를 보내 불안감과 어지럼증을 동시에 유발합니다.

지속성 체위-지각 어지럼증은 심리나 의지의 문제가 아닌 신경계의 과민 반응이므로 인지 행동 치료, 전정 재활 운동과 필요시 항불안제 등을 통해 뇌의 예민도를 낮추는 치료가 필요합니다. 지속성 체위-지각 어지럼증에 관해서는 제5부 3장에 자세하게 설명했습니다.

증상별 길라잡이: 무슨 병일까?

이번 장에서는 어지럼 환자가 느끼는 어지럼 지속 시간, 재발 유무 및 동반 증상 등에 따른 의심 질환을 정리했습니다. 그렇지만 모든 어지럼증이 꼭 기준에 부합하는 것은 아니므로 주의해야 하며 어지럼 발생 시 응급실이나 병원 방문 여부를 빠르고 정확하게 결정하는 것이 중요합니다.

1. 어지럼의 지속 시간에 따른 분류

어지럼증이 한 번 발생했을 때 얼마나 오랫동안 지속되는지가 진단의 첫걸음이 됩니다. 예를 들어 이석증의 경우에는 머리나 몸의 흔들림에 따라 반고리관을 돌아다니는 이석이 자극을 주기 때문에 순간순간 어지럼을 느낄 수 있고, 전정 기관과 신경에 염증으로 인한 어지럼인 전정 신경염은 머리와 몸의 움직임과 상관없이 수 시간 이상 지속적인 어지럼을 느낄 수 있습니다.

| 어지럼 지속 시간에 따른 의심 질환 |

지속 시간	의심 질환	주요 특징
수 초~1분 이내	이석증	특정 방향으로 머리를 움직이거나 머리의 위치 변화에 따른 어지럼, 가만히 있으면 사라짐
수 분~수 시간	전정 편두통	두통이 없기도 함, 빛/소리에 예민, 멀미 심함
20분~12시간	메니에르병	귀가 먹먹함(충만감), 이명, 청력 저하가 동반됨
수일 이상 지속	전정 신경염	갑자기 발생하여 며칠간 극심함, 초기에는 메슥거림, 구토 동반
지속적 (수개월)	지속적 체위-유발 어지럼증	구름 위를 걷는 느낌, 대형 마트나 인파 속에서 심해짐

2. 반복 횟수 및 발생 양상에 따른 특징

이전부터 반복적으로 어지럼이 발생했는지, 평소 건강하다가 갑작스럽게 심한 어지럼과 두통이 왔는지에 따라 감별해야 할 질환이 있습니다.

(1) 처음 발생한 어지럼

전정 신경염이나 뇌졸중일 가능성이 큽니다. 특히 고령이거나 고혈압 등 기저 질환이 있는 분이 심한 두통과 함께 사물이 둘로 보이거나 말이 어눌해지거나 팔다리의 힘이 빠지는 등 신경학적 이상 증상이 동반된다면 즉시 가까운 응급실을 방문하여 뇌 CT 등을 촬영해야 합니다.

(2) 반복되는 어지럼

크고 작은 어지럼이 일주일, 또는 수개월마다 반복된다면 메니에르병, 전정 편두통, 또는 이석증일 가능성이 큽니다. 이 경우 이비인후과나 신경과를 방문하여 재발의 원인을 찾고 적절한 치료를 받아야 합니다.

3. 동반 증상에 따른 의심 질환

전정 기관의 문제로 인한 어지럼뿐만 아니라 달팽이관, 또는 뇌에서 보내는 다른 신호가 있는지 확인해야 합니다.

(1) 청각 증상(이명, 난청, 귀 충만감) 동반

- 메니에르병: 어지럼 발작 전에 귀 충만감이나 이명이 커질 수 있으며 어지럼 발작 시 특히 저음역의 난청이 동반되는 경우

가 흔합니다.

- 급성 미로염: 급성 화농성 중이염 등에서 귀의 염증으로 인해 달팽이관과 전정 기관의 손상으로 심한 어지럼과 함께 청력이 급격히 저하되는 증상을 보입니다.
- 돌발성 난청: 갑자기 한쪽 귀가 안 들리면서 심한 경우 어지럼을 동반할 수 있습니다.

(2) 신경학적 증상 동반

- 중추성 어지럼증: 어지럼과 함께 물체가 2개로 보이거나, 발음이 어눌하고 음식을 삼키기 어렵거나, 한쪽 팔다리의 힘이 빠진다면 뇌졸중을 의심하여 즉시 응급실을 방문해야 합니다.

(3) 두통 및 감각 과민 동반

- 전정 편두통: 과거 편두통 병력이 있는 경우가 흔하며, 어지러울 때 눈부심이나 소음이나 냄새에 민감해집니다.
- 중추성 어지럼증: 이전에 없던 극심한 두통이 동반되는 경우 역시 뇌졸중을 의심하여 즉시 응급실을 방문해야 합니다.

4. 어지럼에 동반된 증상 및 특징에 따른 분류 순서도

다음의 순서도는 어지러울 때 동반된 증상이나 특징에 따라 의심

해야 하는 질환들을 정리하였습니다. 앞서 말씀드렸듯이 어지럼
증은 개인마다 다르게 나타날 수 있으므로 이 순서도를 무조건 맹
신하는 것보다 가장 가능성이 큰 질환은 이런 것이 있다는 정도로
이해하는 것이 중요합니다. 뇌졸중을 의심해야 하는 상황에서는
즉시 응급실을 방문하셔야 한다는 점, 다시 한번 강조합니다.

| 어지럼 감별 진단 순서도 |

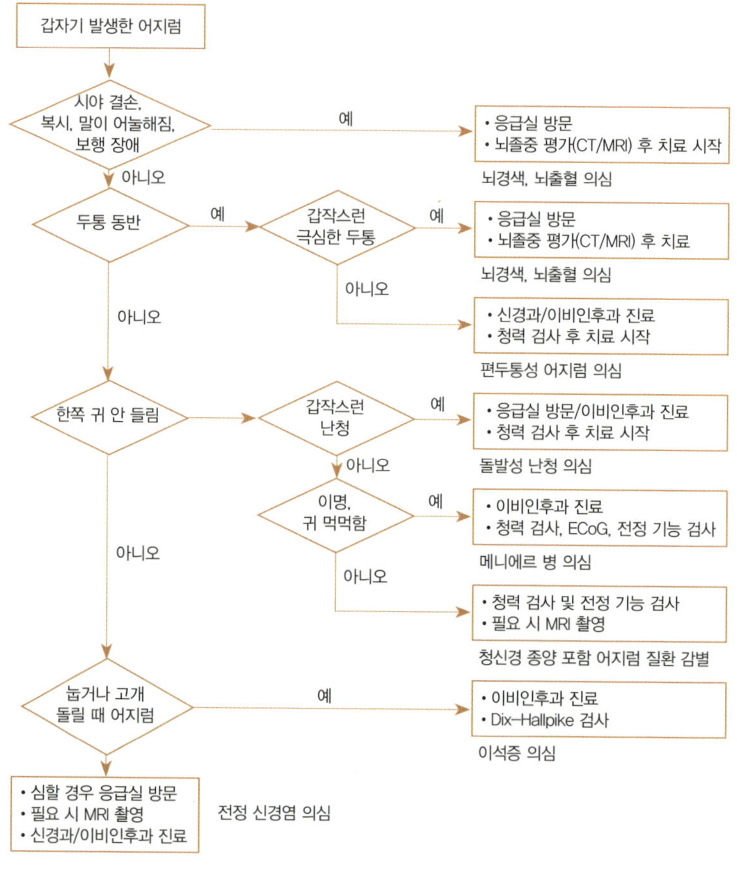